W0088054

SCORPIO

Bettina Lemke

Das kleine Buch vom *Waldbaden*

In Balance durch die Kraft der Natur

SCORPIO

Die in diesem Buch vorgestellten Informationen und Empfehlungen sind nach bestem Wissen und Gewissen geprüft. Dennoch übernehmen die Autorin und der Verlag keinerlei Haftung für Schäden irgendwelcher Art, die sich direkt oder indirekt aus dem Gebrauch der hier beschriebenen Methoden ergeben. Bitte nehmen Sie bei ernsthaften Beschwerden immer professionelle Diagnose und Therapie durch ärztliche oder psychotherapeutische Hilfe in Anspruch.

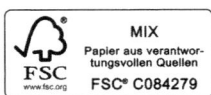

1. Auflage
Originalausgabe
© 2018 Scorpio Verlag GmbH & Co. KG, München
Umschlaggestaltung: FAVORITBUERO München
Umschlagmotiv: © Orfeev, Szasz-Fabian Jozsef/Shutterstock
Satz und Innengestaltung: Guter Punkt, München
Bildnachweis:
Blätter: © Vect0r0vich/Thinkstock; Nadelzweige: © Vect0r0vich/Thinkstock;
S. 8, 154: © nikitinaolga/Thinkstock; S. 36: © enot-poloskun/gettyimages;
S 42: © enot-poloskun/gettyimages; S. 47, 112: © rolandtopor/Thinkstock;
S. 58: © Pingwin/Thinkstock; S. 68, 112, 120: © tigerstrawberry/Thinkstock;
S. 86: © ok-sana/Thinkstock; S. 94: © polygraphus/Thinkstock;
S. 104: © Nanashiro/Thinkstock; S. 148: © ok-sana/Thinkstock
Druck und Bindung: Print Consult GmbH, München
ISBN 978-3-95803-166-1

Alle Rechte vorbehalten.
www.scorpio-verlag.de

Inhalt

Bäume sind Gedichte,
die die Erde an
den Himmel schreibt.

Khalil Gibran

In Balance durch die Natur

Wie wäre es, wenn es einen Ort gäbe, an dem wir jederzeit Entspannung und Erholung finden, an dem wir uns auf uns selbst besinnen sowie Kraft und Gesundheit tanken können? Zugegeben, diese Vorstellung klingt fast zu schön, um wahr zu sein. Aber diesen traumhaften Ort gibt es tatsächlich. Es handelt sich dabei um den Wald. Allein bei dem Gedanken an die Atmosphäre eines Waldes spüren wir wahrscheinlich alle instinktiv, wie wohltuend er für uns sein kann. Und die meisten von uns haben die regenerierende Wirkung eines Waldspaziergangs bereits selbst erlebt.

Nun hat die Wissenschaft bestätigt, was Naturfreunde schon immer wussten: Der Wald tut uns gut. Wie aktuelle Untersuchungen zeigen, fördert er innere Ruhe, Optimismus und positive Gefühle und hat darüber hinaus vielfältige nachgewiesene Heilwirkungen auf den menschlichen Organismus. Beim Aufenthalt unter den Bäumen werden unter anderem Körper und Immunsystem gestärkt, der Blutdruck gesenkt und Stresshormone abgebaut.

Japanische Ärzte haben den klassischen Waldspaziergang bereits vor vielen Jahren zu einer anerkannten Stress-Management-Methode weiterentwickelt, die Genuss und Therapie auf wunderbare Weise verbindet:

Shinrin Yoku, zu Deutsch Waldbaden, heißt wörtlich übersetzt so viel wie »die Atmosphäre des Waldes atmen« oder »in der Atmosphäre des Waldes baden«. Gemeint ist im Prinzip ein achtsamer, entspannter Aufenthalt in der erholsamen Umgebung.

Der schöne Begriff Shinrin Yoku basiert nicht zuletzt auf der Erkenntnis, dass die Waldluft zahlreiche gesundheitsfördernde Stoffe, sogenannte Phytonzide, enthält. Diese Duftmoleküle werden von den Bäumen als Schutz gegen Schädlinge freigesetzt und haben erstaunliche Heilwirkungen auf uns Menschen. In Japan ist man so überzeugt von der Wirksamkeit der Methode, dass regelmäßiges Waldbaden dort bereits 1982 von der staatlichen Forstbehörde empfohlen wurde und Ärzte es ihren Patienten sogar auf Rezept verschreiben, da es offiziell als Teil der Gesundheitsvorsorge anerkannt ist.

Die Natur ist kein Ort,
den wir besuchen –
sie ist unser Zuhause.

Gary Snyder

Shinrin Yoku – ein nachhaltiger Trend

Mittlerweile verbreitet sich Shinrin Yoku auch in den USA und Europa im Sturm. Immer mehr Menschen entdecken das Waldbaden für sich. Für einige sind die neuen Forschungsergebnisse eine schöne Bestätigung dessen, was sie schon immer gespürt haben. Und viele Naturliebhaber finden aufgrund der großen Resonanz des Themas in den Medien einen neuen Zugang zum Wald.

Auch seitens der Behörden und verschiedener Institutionen tut sich einiges. So wurde in Heringsdorf auf Usedom 2016 zum Beispiel der erste offizielle Kur- und Heilwald in Europa eröffnet. Und an verschiedenen Orten Deutschlands kann man sich von ausgebildeten Waldtherapeuten in Seminaren zum Waldbaden anleiten oder selbst zum Waldtherapeuten ausbilden lassen.

All das ist nicht verwunderlich, denn die aktuellen wissenschaftlichen Erkenntnisse in Bezug auf die gesundheitsfördernden Wirkungen des Waldes sind überaus spannend und überzeugend. Darüber hinaus treffen sie auf unsere tiefe Sehnsucht nach einem intensiven Naturbezug, den viele aufgrund ihres modernen, technisierten Lebens in der Stadt viel zu selten finden.

Das Waldbaden wird daher sicherlich nicht nur ein kurzlebiger Trend, eine Modeerscheinung sein, die schnell wieder in Vergessenheit gerät. Schließlich ist es eine wunderbare Erinnerung an unsere ursprünglichen Wurzeln, daran, wie sehr wir die Natur brauchen und aus ihr schöpfen können. Und wieso sollten wir – gerade angesichts der wissenschaftlichen Belege zur therapeutischen Wirkung des Waldes – je wieder darauf verzichten?

Geschenk für Körper, Geist und Seele

Das Großartige am Waldbaden: So gut wie jeder kann in den Genuss dieser Methode kommen. Deutschland ist zum Glück ein waldreiches Land. Knapp ein Drittel seiner Fläche ist von Wald bedeckt, Tendenz steigend. Daher liegt die nächstgelegene bewaldete Fläche für die meisten nicht allzu weit entfernt. Darüber hinaus benötigt man keine Vorkenntnisse, keine speziellen Ausrüstungsgegenstände, und man muss nicht einmal besonders sportlich sein. Shinrin Yoku ist sogar für ausgeprägte Fitnessmuffel geeignet. Jeder, der in der Lage ist, sich in den Wald zu begeben – ob alt oder jung –, kann von den positiven Wirkungen profitieren. Egal, ob wir spazieren gehen, Pilze sammeln, die Landschaft betrachten oder einen Fitness-Parcours absolvieren, sobald wir uns im Wald aufhalten, haben wir den entscheidenden Schritt schon gemacht. Wir atmen die reine, sauerstoff- und phytonzid-reiche Luft, lassen die heilsame Umgebung auf uns wirken und tun uns damit etwas richtig Gutes. Ein Geschenk für Körper, Geist und Seele!

> *Achtsamkeit ist eine einfache und zugleich hochwirksame Methode, uns wieder in den Fluss des Lebens zu integrieren, uns wieder mit unserer Weisheit und Vitalität in Berührung zu bringen.*
>
> Jon Kabat-Zinn

Vertiefte Wirkung durch Achtsamkeit

Beim Waldbaden geht es darum, unsere Verbindung zur Natur bewusst und achtsam zu vertiefen. Daher unterscheidet es sich von manch anderen Aktivitäten im Wald, bei denen die Umgebung eher eine Art Kulisse für uns ist. Häufig halten wir uns zwar in der Natur auf, konzentrieren uns aber auf etwas anderes. Zum Beispiel auf unsere Fitnessleistung, eine bestimmte Zeit, die wir beim Joggen unserer Stammstrecke gerne erreichen möchten. Auf das geschickte Befahren eines Trails mit dem Mountainbike, auf das Gespräch mit unseren Begleitern oder auf unsere Gedanken, die sich ständig um bestimmte Alltagsprobleme drehen.

Beim achtsamen Waldbaden haben wir dagegen kein konkretes Ziel vor Augen und müssen nichts Bestimmtes erreichen. Wir können eine gewisse Absichtslosigkeit üben, uns auf unsere Atmung konzentrieren, unsere Sinneswahrnehmungen fördern sowie unsere Umgebung aufmerksam wahrnehmen, ganz im Moment sein. Auf diese Weise können wir die positiven Wirkungen des Waldes zusätzlich fördern.

In den Wäldern sind Dinge,
über die nachzudenken
man jahrelang im Moos
liegen könnte.

Franz Kafka

Eintauchen in eine faszinierende Welt

Dieses Buch stellt spannende aktuelle Forschungsergebnisse über die Heilwirkungen des Waldes vor, zeigt, welch tiefe Verbindung wir seit jeher zu Bäumen haben, und bietet darüber hinaus viele Anregungen, wie wir uns für die Natur öffnen und ganzheitlich in die wohltuende Waldatmosphäre eintauchen. Zahlreiche praktische Übungen, die von bewusster Atmung, Achtsamkeitstraining und Entspannungstechniken über Barfußgehen bis zur Suche eines Kraftplatzes reichen, laden dazu ein, die heilsame Kraft des Waldes bewusst zu nutzen. Zudem enthält das Buch Tipps, wie wir uns den Wald quasi nach Hause holen können – etwa mithilfe von Visualisierungsübungen, Aromatherapie oder Waldkräutern. Kurze Porträts heimischer Bäume geben Auskunft über typische Merkmale, mythologische Aspekte und verschiedene Nutzungsmöglichkeiten. Haben Sie zum Beispiel schon einmal die zarten Knospen von Lindenblättern direkt vom Baum gekostet?

Tauchen Sie also ein in die faszinierende Welt des Waldes, und gönnen Sie sich seine stärkenden, gesund machenden Wirkungen so oft wie möglich.

Empfehlung: Sie können dieses Buch gemütlich zu Hause lesen, es aber auch zu Ihren Ausflügen in die Natur mitnehmen, um vielleicht die eine oder andere Übungsanleitung oder Anregung vor Ort noch einmal nachzuschlagen.

Achte auf deine Gedanken,
denn sie werden deine Worte.
Achte auf deine Worte,
denn sie werden deine Handlungen.
Achte auf deine Handlungen,
denn sie werden Gewohnheit.

Talmud

Altes Wissen für unsere moderne Zeit

Shinrin Yoku, in Japan längst als bewährtes Element der Gesundheitsvorsorge anerkannt, nutzt altes Wissen für unsere moderne Zeit und trifft auch hierzulande auf die anhaltende Sehnsucht vieler Menschen, sich angesichts des häufig hektischen und stressigen Alltags in der Natur zu regenerieren, wieder in Balance zu kommen und sich neu auszurichten. Kein Wunder, denn über 75 Prozent der Bevölkerung in Deutschland leben einer Statistik der Weltbank aus dem Jahr 2016 zufolge in der Stadt oder in einem städtischen Umfeld. Und Monat für Monat werden es mehr.[1]

Viele Menschen führen ein Leben, in dem ein regelmäßiger gesunder Ausgleich in der Natur fehlt. Wir haben uns zu einer Spezies entwickelt, die sich vorwiegend drinnen aufhält. Manche Leute bewegen sich täglich nur außer Haus, um zur Arbeit zu fahren oder zum Einkaufen zu gehen. Auf dem Weg zur Arbeit sitzen die meisten ebenfalls wieder drinnen, ob im Auto oder in öffentlichen Verkehrsmitteln. Fast täglich bekommen wir neue Negativmeldungen über zunehmende Feinstaubbelastungen in den Städten unserer Republik.

Hektik, Lärm, eine ständige Reizüberflutung sowie die Anforderungen unseres beruflichen und privaten Alltags tun ihr Übriges. Die meisten von uns sind in unserem digitalen Zeitalter mit Handy, E-Mail und Co. ständig erreichbar und damit quasi stets auf Abruf. Auf Dauer kann uns all das stark belasten und letztlich krank machen. Steigende Zahlen von Burn-out und stressbedingten Erkrankungen sprechen für sich.

Mal ehrlich, wie oft nehmen Sie sich bewusst Zeit, um in der Natur vom anstrengenden Alltag abzuschalten? Wie oft dürfen Ihre Lungen wirklich reine, saubere Luft atmen, und wie oft dürfen Ihre Augen das satte Grün eines Waldes, das strahlende Blau des Himmels über den Baumkronen sehen? Wie oft nutzen Sie die Gelegenheit, die Seele in diesem natürlichen Umfeld baumeln zu lassen, entspannt herunterzufahren und Ihre Batterien wieder aufzuladen?

Tief in unserem Inneren ist das uralte Wissen darum verankert, wie essenziell der Aufenthalt in der Natur für uns ist. Leider übergehen viele Menschen ihr ureigenes Bedürfnis nach Ausgleich und Entspannung im Grünen zu häufig. Doch gerade in unserer modernen Zeit mit all ihren Strapazen und Belastungen sollten wir uns auf dieses Wissen besinnen, das nun auch von aktuellen Untersuchungen bestätigt wird.

*Leg dich an einem schönen oder
auch windigen Tag in den Wald,
dann weißt du alles selbst.*

Robert Musil

Im nächsten Abschnitt erfahren Sie, welche erstaunlichen Auswirkungen der Wald wissenschaftlichen Erkenntnissen zufolge auf unsere Gesundheit und die Psyche hat. Diese Belege zeigen einmal mehr, wie wichtig es ist, auf unsere innere Stimme zu hören und den Wald als Erholungs- und Therapieort regelmäßig aufzusuchen.

Die Heilkraft des Waldes

In Japan hat Shinrin Yoku bereits seit Jahrzehnten Tradition. Seitdem die staatliche Forstbehörde das Konzept 1982 im Erholungswald Akazawa eingeführt hat, wurden zahlreiche Wälder offiziell als Therapiezentren anerkannt. Dort kann man allein oder in einer Gruppe spazieren gehen sowie an zusätzlichen Gesundheitsprogrammen teilnehmen. 2004 begann man in Japan schließlich, die Wirkungen des Waldes auf den Menschen wissenschaftlich intensiv zu erforschen, um die langjährigen Beobachtungen empirisch zu belegen und weitere Erkenntnisse zu gewinnen. Seit 2012 gibt es an japanischen Universitäten einen eigens dafür eingerichteten Forschungszweig, die »Forest Medicine«. Die Untersuchungsergebnisse aus dem Bereich der Waldmedizin finden mittlerweile weltweit Beachtung. Zu Recht, denn die Ergebnisse sind beeindruckend. Hier nur einige der nachgewiesenen Wirkungen:

Der Aufenthalt im Wald reduziert Stresshormone, reguliert den Blutdruck sowie den Blutzuckerspiegel, beugt Herz-Kreislauf-Erkrankungen vor, stärkt das Immunsystem und unterstützt die Krebsprophylaxe. Überdies hilft er bei Atemwegserkrankungen, Arthrose und Problemen wie Schlafstörungen oder Hyperaktivität. Im folgenden Abschnitt werden ein paar der erstaunlichen gesundheitsfördernden Wirkungen genauer erläutert.

Erst im Wald kam alles zur Ruhe in mir, meine Seele wurde ausgeglichen und voller Macht.

Knut Hamsun

Stärkung des Immunsystems und Krebsprophylaxe

Studien von Professor Li Qing, einem der führenden Wissenschaftler im Bereich der Forest Medicine an der Nippon Medical School in Tokio, zeigen, dass beim Waldbaden sowohl drei verschiedene Anti-Krebs-Proteine als auch vermehrt natürliche Killerzellen (NK-Zellen) gebildet werden, die in der Lage sind, Krebszellen und virusinfizierte Zellen zu erkennen und zu vernichten.

Professor Qing entsandte gemeinsam mit seinem Forscherteam im Rahmen unterschiedlicher Studien verschiedene Gruppen von Probanden an mehreren aufeinanderfolgenden Tagen zu ausführlichen Spaziergängen in einen Wald. Bei der Auswertung von Blutproben, die den Teilnehmern nach dem Waldbaden entnommen wurden, stellte er fest, dass sich die Zahl sowie die Aktivität der natürlichen Killerzellen signifikant erhöht hatten. Einer Studie zufolge war die Aktivität der NK-Zellen am ersten Tag um 26,5 Prozent gestiegen, am zweiten Tag, nachdem die Probanden also mehrfach im Wald gewesen waren, hatte sie sich um beeindruckende 52,6 Prozent erhöht.

Noch erstaunlicher war allerdings folgendes Ergebnis: Sogar 30 Tage nach den Waldausflügen der Teilnehmer wiesen ihre NK-Zellen eine signifikant erhöhte Aktivität auf. Diese positive Wirkung hält also verblüffend lang an. Bereits ein Waldbad pro Monat reicht aus, um für die Dauer von zehn Tagen eine gesteigerte Aktivität von NK-Zellen zu erreichen und damit die körpereigenen Abwehrkräfte zu fördern sowie eine Krebsprophylaxe gezielt zu unterstützen.[2] Geht man an zwei aufeinanderfolgenden Tagen im Wald spazieren, erreicht man den größten Effekt, der dann etwa einen ganzen Monat hält. Daher empfiehlt Professor Qing uns generell, mindestens zwei- bis dreimal pro Monat für jeweils zwei Stunden im Wald spazieren zu gehen.

Das Forscherteam schickte übrigens zum Vergleich eine ganze Reihe von Teilnehmern zu Spaziergängen in die Stadt und untersuchte auch deren Blutwerte. Bei diesen Probanden war allerdings keine Erhöhung der NK-Zellen oder ihrer Aktivität feststellbar. Die positiven Effekte sind also nachweislich auf die Wirkungen des Waldes zurückzuführen.

Die Macht der Phytonzide

Woher kommt nun aber die heilsame Wirkung des Waldes? Forschern wie Li Qing zufolge liegt es an den sogenannten Phytonziden, die man beim Aufenthalt unter den Bäumen einatmet. Auf diese Weise unterzieht man sich automatisch einer Aromatherapie.

Phytonzide sind Stoffe, die von den Pflanzen gebildet werden, um sich gegen Insekten, Bakterien und Pilze zu schützen. Mithilfe von ätherischen Ölen wehren sie sich aber nicht nur gegen Fressfeinde und andere Gefahren, sondern sie nutzen verschiedenste Duftmoleküle interessanterweise auch, um mit anderen Bäumen in ihrem Umfeld zu kommunizieren. Diese Nachbarbäume schütten daraufhin ebenfalls Phytonzide aus, mit denen sie sich ihrerseits gegen Schädlinge wappnen.[3]

Nicht nur Bäume, sondern auch andere Pflanzen nutzen ein hochkomplexes System aus Tausenden von Duftstoffen, um Botschaften zu senden. Forscher versuchen, dieses faszinierende Phänomen immer besser zu verstehen und die Sprache der Pflanzen zu entschlüsseln. Bisher konnten weltweit bereits etwa 2000 verschiedene »Pflanzenvokabeln« erfasst werden.

Für den menschlichen Organismus bildet der Duftcocktail aus den flüchtigen Molekülen, die von den Bäumen an die Luft abgegeben werden, einen hochwirksamen Schutzschild. Professor Qing konnte dies durch das folgende bahnbrechende Experiment nachweisen: Er ließ eine Reihe von Probanden in Hotelzimmern übernachten. Bei der Hälfte der Teilnehmer versetzte er die Atemluft mit einer Duftmischung verschiedener Terpene von Bäumen. Tatsächlich zeigten die Blutproben dieser Gruppe am nächsten Tag eine deutliche Vermehrung von natürlichen Killerzellen, deren Aktivität ebenfalls erhöht war. Qings Studie zeigt also, dass Immunzellen wie die NK-Zellen tatsächlich von den Terpenen stimuliert werden. Zudem belegt sie, dass die Duftstoffe nicht nur beim Aufenthalt im Wald ihre positive Wirkung auf uns Menschen entfalten, sondern ebenfalls in isolierter Form. Demnach ist also auch eine Aromatherapie, die wir zu Hause mit hochwertigen ätherischen Ölen aus dem Wald durchführen, sehr effektiv (siehe auch Seite 124).

Der Wald ergreift nicht so sehr durch seine Schönheit die Herzen der Menschen, sondern durch dieses feine Etwas, diese Beschaffenheit der Luft, diese Ausstrahlung alter Bäume, die einen müden Geist so wunderbar verändern und erfrischen.

Robert Louis Stevenson

Sauerstoffreiche Luft

Wahrscheinlich nimmt es jeder wahr, der sich in den Wald begibt: Die Luft fühlt sich hier besonders frisch, rein und aromatisch an. Der würzige Duft stammt, wie wir gesehen haben, von den ätherischen Ölen, die hier produziert werden. Zudem ist die Waldluft besonders sauerstoffreich, wenn die zahlreichen Blätter der Bäume mithilfe des grünen Chlorophylls eifrig ihre Fotosynthese betreiben. Dabei produzieren sie aus Sonnenlicht, Kohlendioxid und Wasser Kohlenhydrate, die als Nährstoffe für den Baum dienen. Der Sauerstoff fällt bei der Fotosynthese quasi als Abfallprodukt an und wird über kleine Spaltöffnungen an der Unterseite von Nadeln und Blättern an die Umwelt abgegeben.

Die Luft im Wald enthält außerdem 90 Prozent weniger Staubteilchen als Stadtluft, denn die Blätter und Nadeln der Bäume filtern große Mengen von Schadstoffen, Staub und Pollen heraus. Kein Wunder, dass wir hier ganz anders durchatmen können als in dicht besiedelten Ballungsgebieten und uns viel vitaler fühlen. Und natürlich leuchtet es ein, dass dieses heilsame Umfeld sich positiv auf Atemwegserkrankungen auswirkt.

Allerdings ist die Luft nicht in jedem Wald gleich. Die Zusammensetzung hängt unter anderem davon ab, welche Bäume am jeweiligen Standort vorhanden sind.

Nadelbäume produzieren antibakterielle und fungizide Terpene. In ihrem Umfeld ist die Luft manchmal sehr voll von diesen Stoffen, sodass die Keimbelastung insgesamt erheblich gesenkt wird. Daher sind diese Orte nicht zuletzt für Allergiker besonders gut geeignet und haben eine stark energetisierende Wirkung. Laubbäume wirken eher entspannend und beruhigend.

Effektiver Stresskiller und Blutdrucksenker

Die Wirkungen des Waldes auf Körper, Geist und Seele sind überaus vielfältig. Die Wissenschaft forscht aktuell intensiv weiter an diesem Thema, und wir dürfen gespannt sein, welche Erkenntnisse sie uns in den nächsten Jahren noch liefern wird. Hier ein paar weitere Beispiele, welche positiven Effekte der Wald auf uns haben kann.

Der Aufenthalt im Wald kann viele belastende Emotionen ausgleichen, mit denen wir hin und wieder zu kämpfen haben. So reduziert der Wald Gefühle der Angst, Wut und Deprimiertheit. Er wirkt insgesamt vitalisierend und ist überdies ein effektiver Stresskiller. Professor Qing wies beispielsweise nach, dass die Stresshormone Cortisol und Adrenalin bereits nach einem Tag im Wald um 50 Prozent reduziert wurden.[4]

Untersuchungen britischer Forscher zufolge setzt bereits nach fünf Minuten im Wald ein Entspannungseffekt ein. Zudem heben Waldspaziergänge nicht nur die Stimmung, sondern steigern auch das Selbstwertgefühl.[5]

Weitere Studien belegen positive Effekte des Waldaufenthalts auf die Kreativität, Konzentration und Wahrnehmungsfähigkeit.

Ein weiterer wichtiger Effekt: Die Waldmedizin fördert sogar die Bildung körpereigener Herzschutzsubstanzen, beruhigt den Puls und kann darüber hinaus den Blutzuckerspiegel bei Diabetikern senken, wie Professor Yoshinori Ohtsuka von der Universität in Hokkaido gezeigt hat.[6]

Eine Studie koreanischer Wissenschaftler belegt weitere gesundheitliche Erfolge von Doktor Wald. Das Forscherteam schickte 43 ältere Frauen für eine Stunde zu einem Spaziergang in den Wald. Eine Vergleichsgruppe von 19 Frauen absolvierte einen Spaziergang in der Stadt. Bei den Teilnehmerinnen der ersten Gruppe war der Blutdruck im Anschluss signifikant gesunken. Zudem war ihre Lungenkapazität erhöht, und die Arterien waren elastischer geworden. Bei der zweiten Gruppe hatten sich die Ergebnisse – Sie ahnen es sicher schon – nicht verändert.[7]

*Der Wald muss in uns wirken,
damit wir wieder zu uns finden.*

Erich Hornsmann

Bereits der Anblick des Waldes heilt

Es ist beeindruckend, wie gut uns ein Aufenthalt im Wald mit all seinen psychischen und physischen Wirkungen tut. Ebenfalls sehr erstaunlich ist die Tatsache, dass der Wald uns bereits heilen kann, wenn wir ihn lediglich betrachten.

Yoshifumi Miyazaki, Direktor des Zentrums für Umwelt, Gesundheit und Agrarwissenschaft an der Universität Chiba und so wie Professor Qing einer der führenden Wissenschaftler im Bereich der Waldmedizin, konnte zum Beispiel nachweisen, dass der Stresshormonpegel bei Menschen, die einen Wald nur auf Fotos ansahen, erheblich gesenkt wurde.[8]

Auch auf die Genesung von Krankenhauspatienten haben Bäume eine positive Wirkung, wie eine weitere interessante Studie belegt. So erholten sich Patienten, die von ihrem Bett aus auf Bäume sehen konnten, schneller von ihrer Operation und benötigten weniger Schmerzmittel als Probanden aus einer Vergleichsgruppe, die auf eine Mauer blickten.

Erstaunlich sind ebenfalls die Ergebnisse einer groß angelegten Studie mit Bewohnern der kanadischen Stadt Toronto aus dem Jahr 2015. Das Team der Wissenschaftler um Omid Kardan von der Universität Chicago stellte Folgendes fest: Je weniger Bäume im Wohnumfeld von

Menschen stehen, desto größer ist ihr Risiko, Herz-Kreislauf-Probleme, Diabetes oder Bluthochdruck zu entwickeln. Diese Studie berücksichtigte dabei Faktoren wie den Zugang zu medizinischen Versorgungssystemen und andere sozio-ökonomische Aspekte. Bereits ab einer erstaunlich geringen Zahl von zehn Bäumen pro Wohnblock war das gesundheitliche Risiko der Bewohner signifikant vermindert.

Bisher hat die Forschung allerdings noch nicht ermittelt, auf welche Wechselwirkungen zwischen den vorhandenen Bäumen und den Menschen diese Ergebnisse zurückzuführen sind. Man vermutet allerdings, dass die Bäume unter anderem eine stressreduzierende Wirkung auf die Anwohner haben und darüber hinaus deren körperliche Aktivität fördern.[9]

Aufgrund der aktuellen wissenschaftlichen Erkenntnisse gibt es keinen Zweifel mehr an den vielfältigen positiven Wirkungen des Waldes auf unsere Gesundheit. Nachdem Japan bereits jahrzehntelang eine Vorreiterposition in Bezug auf Shinrin Yoku innehatte, besinnt man sich nun auch in der westlichen Welt vermehrt auf die Heilkräfte der Bäume. Und wer weiß, vielleicht gibt es das Waldbaden eines Tages auch bei uns auf Rezept. Vielleicht wird es bei Kuraufenthalten in Therapiepläne integriert.

Doch darauf müssen wir zum Glück nicht warten. Wir haben alle die Möglichkeit, uns regelmäßig etwas Gutes zu tun und die Atmosphäre des Waldes intensiv auf uns wirken zu lassen.

Beginnen wir damit, dass wir ein Verständnis für die wahren Quellen des Glücks entwickeln, damit diese hinfort als Fundament für die Prioritäten des Lebens dienen können.

Tenzin Gyatso, XIV. Dalai Lama

Mythos Wald

Wald und Bäume sind seit jeher mit zahlreichen Mythen belegt.

Bäume gelten in vielen Kulturen als Symbol des Lebens und der Schöpfung sowie als Quelle der Kraft, Weisheit und Erkenntnis. So steht etwa die Weltesche Yggdrasil in der nordischen Mythologie für den gesamten Kosmos. Als Weltachse verbindet sie den Himmel, die Mittelwelt und die Unterwelt. Mit ihr steht und fällt die gesamte Schöpfung. Geht Yggdrasil zugrunde, gibt es auch keinen Kosmos mehr. Noch heute ist die Esche ein Symbol des Lebens und der Stärke.

Bei den Germanen galt der gesamte Wald als Tempel. Hier suchten sie die Nähe zu ihren Göttern. Viele Bäume betrachteten sie als heilige Wesen. So verehrten sie zum Beispiel Eiche, Esche und Hasel sowie Holunder und Wacholder. Auch im Buddhismus wird der Wald von Gottheiten bewohnt, und – wie wir wissen – Buddha erlangte seine Erleuchtung unter dem berühmten Bodhibaum.

Das Symbol des Baums des Lebens und der Erkenntnis findet sich ebenfalls in der Schöpfungsgeschichte der Bibel und ist fest in der christlichen Kultur verankert. Darüber hinaus gibt es weltweit zahllose weitere Beispiele von Schöpfungsmythen, in deren Zentrum Bäume stehen.

Aufgrund ihrer beeindruckend langen Lebensdauer, ihrer erhabenen Gestalt und Größe haben Bäume etwas Archetypisches, das von den Menschen auf dem ganzen Erdball immer wieder zum Ausdruck gebracht wurde. Mit den Wurzeln sind sie fest in der Erde verankert, mit ihren Ästen streben sie hoch zum Himmel hinauf und verbinden auf diese Weise symbolisch beide Welten. Zudem verkörpern sie im ewigen Jahreskreislauf des Wachsens und Vergehens sowohl das Leben als auch Vergänglichkeit und Tod.

Allerdings haben sie für uns Menschen nicht nur eine symbolische, sondern auch eine existenzielle Bedeutung. Schließlich produzieren sie Sauerstoff, der für uns lebensnotwendig ist. Sie nähren uns letztlich vom ersten Atemzug an und liefern uns überdies wertvolle Rohstoffe. Vom Brenn- und Bauholz über Früchte bis zu Papier und Heilmitteln.

Obwohl wir aufgrund unserer Evolution quasi von Natur aus schon immer eine besonders enge Verbindung zu den Bäumen hatten, galt der durchaus häufig finster und gefährlich wirkende Wald unseren Vorfahren als unheimlicher Ort, um den sich Sagen und Legenden rankten. Alle möglichen gespenstischen Kreaturen sollten dort dem Volksglauben nach ihr Unheil treiben – Hexen, Wölfe, Fabelwesen.

Erst im 19. Jahrhundert entdeckte man den Wald als Rückzugsort und Erholungsraum von der Hektik und der zunehmenden Verschmutzung der wachsenden Städte. Hierzulande haben wir seit dieser Zeit einen besonderen Bezug zum Wald. Die große Liebe der Deutschen zu ihrem Wald begann mit der Verklärung der Romantiker. Dichter wie Joseph von Eichendorff, Novalis oder Heinrich Heine brachten ihre Sehnsucht nach der »Waldeinsamkeit« zum Ausdruck und idealisierten überschwänglich die geheimnisvolle, erhabene Schönheit des Waldes.

Sicherlich verklären wir den Wald heute nicht mehr so wie die Romantiker, aber zahlreiche archetypische, tradierte Bilder der Kulturgeschichte prägen uns gewiss. Sowohl positive Aspekte, die zum Beispiel das Nährende, Beschützende einzelner Bäume vermitteln, als auch düstere Überlieferungen über den unheimlichen Wald. Die meisten Menschen, die schon einmal allein nachts durch einen stockfinsteren Wald gelaufen sind, wissen wahrscheinlich, wie schnell einem unbehaglich zumute werden kann – obwohl die wenigsten noch an Hexen und Fabelwesen glauben dürften.

In unserem Alltag spielen mythologische Aspekte von Bäumen nach wie vor eine bedeutende Rolle. In den Kurzporträts zu heimischen Arten entdecken Sie einige Informationen dazu. Beginnen wir gleich mit der Birke. Die anderen Porträts finden Sie im Buch verteilt.

Nichts ist für mich
mehr Abbild der
Welt und des Lebens
als der Baum.
Vor ihm würde ich
täglich nachdenken,
vor ihm und über ihn ...

Christian Morgenstern

Die Birke – grazile Schönheit

Die junge, grazile Birke ist mit ihrem schlanken, weißen, strahlenden Stamm und ihren zarten grünen Blättern der Inbegriff von Jugendlichkeit und Wachstum. Sie ist ein Baum des Frühlings, der Entstehung, des Lebens und der Freude, der viel Licht benötigt, sonst aber nicht sehr anspruchsvoll ist.

Birken wachsen gut auf feuchten Böden, Waldlichtungen und in Mooren, kommen aber auch gut mit trockenen Standorten zurecht. Über die Blätter verdunstet eine ausgewachsene Birke 40 bis 70 Liter Wasser pro Tag. Bei sehr heißem Sommerwetter können es sogar bis zu 400 Liter sein. Diese Bäume werden bis zu 30 Meter hoch und maximal 120 Jahre alt.

Symbol für Neuanfang und Fruchtbarkeit

Bei den Kelten steht die Birke am Anfang des Baumalphabets, da sie den Neuanfang symbolisierte. Als Symbol für das Erwachen der Natur sowie der Fruchtbarkeit dient sie in vielen Regionen noch heute als Maibaum, der schön geschmückt und dann in der Mitte des Dorfes aufgestellt wird.

Heilwirkungen

Als Heilmittel wirkt die Birke unter anderem blut- und hautreinigend, entzündungshemmend und harntreibend. Sie regt die Blasen- und Nierentätigkeit an und fördert darüber hinaus die Ausscheidungstätigkeit über die Haut. Birkenblättertee oder Birkensaft werden zum Beispiel bei Rheuma, Arthritis, Gicht, Blasen- und Nierensteinen sowie bei diversen Hautkrankheiten oder etwa als Haarwasser gegen Schuppen und Haarausfall eingesetzt.

Birkenblättertee

Die Blätter für den Tee gewinnt man im April oder Mai. Zu dieser Zeit sind die meisten Heilsubstanzen darin enthalten. Man sammelt die noch klebrigen Blattknospen und trocknet sie auf einem Tuch, einem Gitterrost oder sehr schonend im Backofen.

Für die Zubereitung eines Birkenblättertees gießt man eine Tasse kochendes Wasser auf zwei Teelöffel getrocknete Blätter und lässt diese ein paar Minuten lang ziehen.

Praktischer Tipp für Outdoorfans: Selbst in feuchtem Zustand lässt sich mit Birkenrinde leicht ein Feuer entfachen.

Verabredung mit dem Leben

Jeder Aufenthalt im Wald tut uns erwiesenermaßen gut, egal ob wir darin spazieren gehen oder joggen, ob wir uns einen schönen Platz suchen, um Yoga zu machen, oder ob wir die eine oder andere Achtsamkeitsübung durchführen. Das Wichtigste ist, dass wir uns überhaupt Zeit nehmen und tatsächlich regelmäßig losziehen, anstatt uns immer wieder von anderen Dingen davon abbringen zu lassen, die uns im Moment vielleicht wichtiger erscheinen.

Manchmal lassen wir uns zu sehr von all den Verpflichtungen in unserem Alltag vereinnahmen und verschieben unseren Gang in die Natur ein ums andere Mal. Vielleicht fordert uns der Job gerade besonders, und möglicherweise stehen darüber hinaus zahllose Dinge auf unserer privaten To-do-Liste. Innerlich getrieben hetzen wir dann von einem Termin zum nächsten, um möglichst viel innerhalb der uns zur Verfügung stehenden Zeit zu erledigen.

Gerade wenn viel los ist und wir angesichts von Stress und Hektik in unserem persönlichen Leben den sprichwörtlichen »Wald vor lauter Bäumen nicht mehr sehen«, neigen viele von uns dazu, das eigene Bedürfnis nach Entspannung und Erholung zu übergehen, obwohl wir es in solchen Phasen am nötigsten hätten. Denn besonders in kräftezehrenden Situationen großer Anspannung können uns kleine Auszeiten im Wald helfen, durchzuatmen, runterzufahren und neue Energie zu tanken.

Versuchen Sie, sich regelmäßig Zeit für sich zu nehmen und tatsächlich zum Waldbaden zu gehen, wenn Sie grundsätzlich Lust darauf haben. Planen Sie es gezielt in Ihren Tages- oder Wochenablauf mit ein und geben Sie diesen Verabredungen mit sich selbst eine große Priorität. Vertrösten Sie sich nicht immer wieder auf einen späteren Zeitpunkt, an dem Sie den Gang in den Wald nachholen werden. Pausen und Entspannungsphasen regelmäßig zu verschieben ist einer der fatalen Fehler, die viele Menschen in der Stressfalle festhalten und – wenn dies bei anhaltender Dauerbelastung über einen zu langen Zeitraum geschieht – letztlich auch zum Burn-out führen können.

Achten Sie daher stets auf eine gute Selbstfürsorge, und gönnen Sie sich heilsame Entspannungspausen im Wald. Wenn Ihnen das gelingt, haben Sie einen entscheidenden Schritt für Ihr persönliches Wohlergehen schon gemacht und sehr viel gewonnen. Denn eine Verabredung mit dem Wald ist eine Verabredung mit dem Leben.

Wie oft waren Sie in der letzten Woche in der Natur? Wenn Sie es sich aussuchen könnten, wie häufig würden Sie in der nächsten Woche gerne zum Waldbaden gehen? Hindert Sie etwas daran oder werden Sie dieses Vorhaben umsetzen?

Und ich ging in die Wälder – um das Mark des Lebens in mich aufzusaugen, um nicht in meiner Todesstunde inne zu werden, dass ich nie richtig gelebt hätte.

Henry David Thoreau

Die Rotbuche –
edel und klar

Diese Buchenart hat ihren Namen aufgrund ihres rötlich-weißen Holzes und kann im Durchschnitt bis zu 250 Jahre alt werden. Mit ihrem silbrigen glatten Stamm wirkt sie edel und klar und kann eine stolze Höhe von 50 Metern erreichen. Ihre Äste streben weit verzweigt nach oben und bilden ein dichtes, fächerartiges Blätterdach, das den vergleichsweise dünnen Stamm sowie die flachen Wurzeln am Boden vor einer zu intensiven Sonneneinstrahlung schützt.

Andere Baumarten wie etwa junge Eichen, Fichten oder Ahornbäume haben es schwer, sich im unmittelbaren lichtarmen Umfeld der Buchen durchzusetzen, da ihre jungen Schößlinge hier nur schlecht gedeihen. Daher hätten sich in Mitteleuropa ohne Eingreifen des Menschen von Natur aus vorwiegend Buchenwälder ausgebreitet. Aber nach wie vor ist die Buche bei uns weit verbreitet.

Buchenholz ist hart und schwer und als Brennholz sehr beliebt, da es einen geringen Wasseranteil hat. Zudem eignet es sich als Schreinerholz und wird gerne für Bahnschwellen verwendet.

Tipps für den Verzehr

Erst in einem Alter von 40 bis 80 Jahren bilden die Buchen ihre dreikantigen kastanienbraunen Nussfrüchte, die sogenannten Bucheckern, die im Herbst reifen und gerne von Wildschweinen, Eichhörnchen und Vögeln gefressen werden. Da die Früchte den leicht giftigen Stoff Fagin enthalten, kann der Verzehr der unverarbeiteten Bucheckern beim Menschen Magenbeschwerden hervorrufen. Man sollte die geschälten Bucheckern daher zum Beispiel einige Minuten lang in der Pfanne rösten, damit sich das Fagin abbaut. Die jungen, zarten Buchenblätter kann man dagegen unkompliziert als Salat oder Gemüse verwenden.

Geborgenheit und Trost

In der Mythologie steht die Buche für Geborgenheit, Weisheit und Trost. Bei ihr kann man Zuflucht suchen, um sich emotional zu stärken. Zudem symbolisiert sie das Wissen um Vergangenheit, Gegenwart und Zukunft.

Gutenbergs Inspiration

Johannes Gutenberg erfand die Druckerpresse, nachdem er einen Buchstaben aus Buchenholz geschnitzt und diesen in Papier eingewickelt hatte. Als er den Buchstaben wieder auspackte, bemerkte er, dass dieser auf dem Papier einen Abdruck hinterlassen hatte. Letztlich führte diese Entdeckung zum Buchdruck. Die Wissenschaft ist sich zwar bis heute nicht einig, ob die Wörter »Buch« und »Buche« denselben etymologischen Ursprung haben – eine schöne Vorstellung wäre es aber allemal.

Der Begriff »Buchstabe« geht übrigens wahrscheinlich auf die Runen der Germanen zurück, die in »Buchenstäbe«, Äste der Buchen, eingeritzt wurden.

Waldbaden

ganz praktisch

Eintauchen – die Basics

Die einfachste Form des Waldbadens besteht darin, locker im Wald spazieren zu gehen, die Bewegung in diesem wohltuenden Umfeld an der frischen Luft zu genießen und die Natur auf sich wirken zu lassen. Sie müssen dafür nichts Besonderes tun oder können und sich auch auf nichts Spezielles ausrichten. Die Zeit im Wald wird in jedem Fall eine regenerierende Wirkung auf Sie haben. Und in der Regel werden Sie erfrischt und mit einem befreiten Geist wieder herauskommen.

Damit Sie Ihr Erlebnis jedoch gut auskosten können und die heilsamen Kräfte des Waldes möglichst intensiv wirken, sollten Sie ein paar generelle Empfehlungen beachten.

Wenn man in einen Wald eintritt, so ist es, als trete man in das Innere einer Seele.

Paul Claudel

Feel-good-Kleidung

Tragen Sie bequeme Kleidung, die Ihnen genügend Bewegungsfreiheit lässt und der jeweiligen Jahreszeit sowie den aktuellen Witterungsbedingungen angepasst ist – eine wasserabweisende Jacke und Hose bei Regenwetter, leichtere Bekleidung an heißen Sommertagen, warme Kleidung an kalten Frühlings-, Herbst- und Wintertagen. Achten Sie darüber hinaus auf gute Schuhe, die Ihnen die nötige Stabilität geben. Die Beschaffenheit von Waldwegen und -pfaden kann sehr unterschiedlich sein. In der Regel empfiehlt sich festes, wasserabweisendes, rutschfestes Schuhwerk. So mancher Pfad auf weichem Boden lässt sich natürlich auch mit flachen Sandalen begehen. Wenn Sie das Waldgebiet, in dem Sie unterwegs sein werden, bereits kennen, entscheiden Sie am besten selbst mit gesundem Menschenverstand, welche Kleidung jeweils am besten für Sie geeignet ist.

Hinweis: Leider kommen mittlerweile vermehrt Zecken in den Wäldern vor, die potenziell FSME (Frühsommer-Meningoenzephalitis) oder/und Borreliose übertragen. Erkundigen Sie sich, ob dies in Ihrer Region der Fall ist, und tragen Sie helle Kleidung, da die kleinen Biester darauf besser zu erkennen sind. Kontrollieren Sie vor allem Schuhe und Hosenbeine zwischendurch auf Zecken, und untersuchen Sie nach dem Gang in der Natur gründlich Kleidung und Körper. Vorbeugend empfiehlt sich zudem die Einnahme von Schwarzkümmelöl zur Zeckenabwehr sowie ein auf Nelkenöl basierendes Aromaöl, das man auf die Haut und die Kleidung aufträgt. Sollte es doch zu einem Zeckenbiss kommen, lassen Sie sich in allen Zweifelsfällen am besten ärztlich beraten.

Denn der Raum des Geistes,
dort, wo er seine Flügel öffnen kann,
das ist die Stille.

Antoine de Saint-Exupéry

Vom Luxus, unerreichbar zu sein

Lassen Sie Ihr Handy im Wald ausgeschaltet. Seien Sie in dieser Zeit für andere unerreichbar. Die meisten Menschen haben es sich zur Gewohnheit gemacht, alle paar Minuten auf ihr Handy zu schauen. Kaum jemand widersteht der Versuchung, eingehende SMS sofort zu checken und zumindest nachzusehen, wer anruft, wenn es klingelt – selbst wenn der Anruf nicht sofort beantwortet wird.

Die allgegenwärtigen Handys sorgen neben zahlreichen anderen Ablenkungen in unserem Alltag für eine sehr kurze »Taktung« unserer Aufmerksamkeit. Und das fortwährend. Egal ob im Job oder während der Freizeit. Auf diese Weise springt der Geist ständig unruhig zwischen verschiedenen Polen hin und her, ohne länger in Ruhe bei einer Sache zu bleiben.

Die Zeit des Waldbadens bietet uns eine wunderbare Möglichkeit, diesem Unruhezustand und der inneren Zerrissenheit zu entfliehen und ganz bei uns selbst zu sein. Widerstehen Sie daher der Versuchung, zwischendurch auf Ihr Handy zu sehen. Befreien Sie sich von dem Zwang, stets neue Informationen abzurufen und sich alle paar Minuten auf den aktuellsten Stand zu bringen. Wenn Ihnen das schwerfällt, sollten Sie das Gerät nicht nur auf stumm, sondern ganz ausschalten – oder es komplett zu Hause lassen. Es ist ein wohltuender Luxus, einmal nicht auf Empfang zu sein.

Ballast abwerfen

Wir können den Waldrand als eine Art Grenze betrachten, denn mit dem Eintritt in den Wald betreten wir in gewisser Weise eine andere Welt. Manche Menschen nutzen gern die Gelegenheit, sich bereits etwas zu lockern und mental frei zu machen, bevor sie sich in diese andere Welt begeben. Sie versuchen, all ihren geistigen und emotionalen Ballast abzuwerfen, um ihre Aufmerksamkeit besser auf das Walderlebnis richten zu können.

Anderen fällt es leichter, sich von ihren Sorgen und Problemen zu lösen, wenn sie vom Wald umgeben sind, da sie sich hier besonders geborgen fühlen. Bildlich gesprochen, tragen sie die Dinge, die sie belasten, zum Wald hin und geben sie dort ab – zumindest für eine Weile. Probieren Sie selbst aus, was für Sie am besten funktioniert.

Lassen Sie das Waldbaden zu Ihrer persönlichen Wohlfühlzeit werden, und befreien Sie sich bewusst von negativen Gedanken, Hektik und Stress, damit Sie sich ganz der Erfahrung im Moment widmen können.

Falls es Ihnen schwerfällt, vom Alltag abzuschalten, empfehle ich Ihnen zur Unterstützung zunächst die Entspannungs- und Loslassübungen auf den nächsten Seiten.

In den darauffolgenden Kapiteln finden Sie dann viele weitere Anregungen dazu, Achtsamkeit zu üben. Ob Sie eine Atemmeditation praktizieren oder sich auf Ihre Sinne konzentrieren, all diese Übungen fördern geistige Ruhe und Klarheit.

Schulter-Nacken-Entspannung

Suchen Sie sich entweder einen schönen Platz in der Nähe des Waldes, zum Beispiel am Waldrand, oder gehen Sie in den Wald hinein, und wählen Sie dort einen geeigneten Ort für die folgenden Übungen aus. Stellen Sie sich in entspannter Haltung hin, und lockern Sie Ihre Glieder, indem Sie Ihre Arme und Beine etwas ausschütteln.

Stehen Sie anschließend mit den Füßen etwa hüftbreit, mit leicht gebeugten Knien und lassen Sie Ihre Schultern sanft ein paarmal nach vorne kreisen, dann nach hinten.

Drehen Sie nun sehr behutsam den Kopf nach rechts, sodass Sie über die rechte Schulter hinweg in die Ferne blicken. Wer sehr beweglich ist, kann den Blick leicht über die Schulter nach hinten schweifen lassen. Kommen Sie mit dem Kopf dann wieder nach vorne, und führen Sie die Bewegung auf die gleiche Weise zur linken Seite aus. Blicken Sie über die linke Schulter beziehungsweise leicht rückwärtig nach hinten.

Kommen Sie mit dem Kopf nun wieder nach vorne, und lassen Sie ihn leicht nach unten sinken. Das Kinn zieht dabei sanft in Richtung Brust. Der Rücken bleibt gerade. Die Schultern sind entspannt. Heben Sie den Kopf langsam, und legen Sie ihn leicht in den Nacken. Der Blick geht dabei nach oben gen Himmel.

Bewegen Sie den Kopf dann wieder nach vorne und das Kinn in Richtung Brust, und lassen Sie den Kopf schließlich sanft ein paarmal über die rechte Schulter nach hinten, leicht in den Nacken und von dort aus weiter über die linke Schulter nach vorne kreisen. Nach zwei bis drei Mal Kreisenlassen ändern Sie die Richtung und führen die Bewegung auf dieselbe Weise gegen den Uhrzeigersinn aus.

Hinweis: Arbeiten Sie bei diesen Übungen nie mit Druck, sondern stets überaus behutsam und sanft. Achten Sie auf eventuelle Blockaden in Ihrem Körper, und führen Sie die Bewegungen stets etwas kleiner aus, wenn Sie auf eine Verspannung oder Blockade stoßen. Je häufiger Sie die Lockerungsübungen durchführen, desto beweglicher werden Sie.

Wenn Sie möchten, können Sie nun die nächste Übung durchführen.

Loslassen

Stehen Sie mit den Füßen nach wie vor etwa hüftbreit auseinander, die Schultern sind entspannt. Halten Sie den Blick geradeaus oder leicht nach unten, vor sich auf den Boden gerichtet. Wenn Sie einen sicheren Stand haben und sich wohl dabei fühlen, können Sie die Augen auch ganz schließen.

Atmen Sie drei Mal ruhig und tief durch die Nase ein und durch den Mund wieder aus. Sagen Sie bei jeder Ausatmung innerlich zu sich selbst: »Ich lasse los.« Spüren Sie, wie dabei jeglicher Ballast und jegliche Anspannung von Ihnen abfallen. Atmen Sie nun noch einmal tief ein und aus, und schließen Sie die Übung mit einem Lächeln ab.

Diese Loslassübung können Sie ebenfalls in einer bequemen Position im Sitzen oder Liegen durchführen.

Der Friede der Natur wird in dich strömen wie der Sonnenschein in die Bäume. Der Wind wird dir seine Frische einhauchen und die Stürme ihre Energie, während Sorgen von dir abfallen wie Herbstlaub von den Bäumen.

John Muir

Eine Verbindung finden

Gehen Sie mit einer aufmerksamen, ja achtsamen Haltung in den Wald. Machen Sie sich innerlich bereit für neue Eindrücke und Erlebnisse. Wenn es Ihnen gelingt, das unruhige Gedankenkarussell etwas zur Ruhe zu bringen – zum Beispiel mithilfe der Entspannungs- und Loslassübung auf den vorigen Seiten –, können Sie Ihren Geist leichter auf den gegenwärtigen Moment ausrichten. Verlagern Sie Ihre Aufmerksamkeit auf das, was in Ihrem unmittelbaren Umfeld geschieht. Auf diese Weise finden Sie leichter eine tiefe Verbindung zum Wald sowie zu sich selbst. Erleben Sie, wie es ist, ganz bei sich zu sein und gleichzeitig die vielfältigen Eindrücke des Waldes wahrzunehmen. Tauchen Sie mit allen Sinnen ein in diese wunderbar beseelte Welt.

Lass deinen Geist still werden wie einen Teich im Wald. Er soll klar werden wie Wasser, das von den Bergen fließt. Lass trübes Wasser zur Ruhe kommen, dann wird es klar werden, und lass deine schweifenden Gedanken und Wünsche zur Ruhe kommen.

Buddha

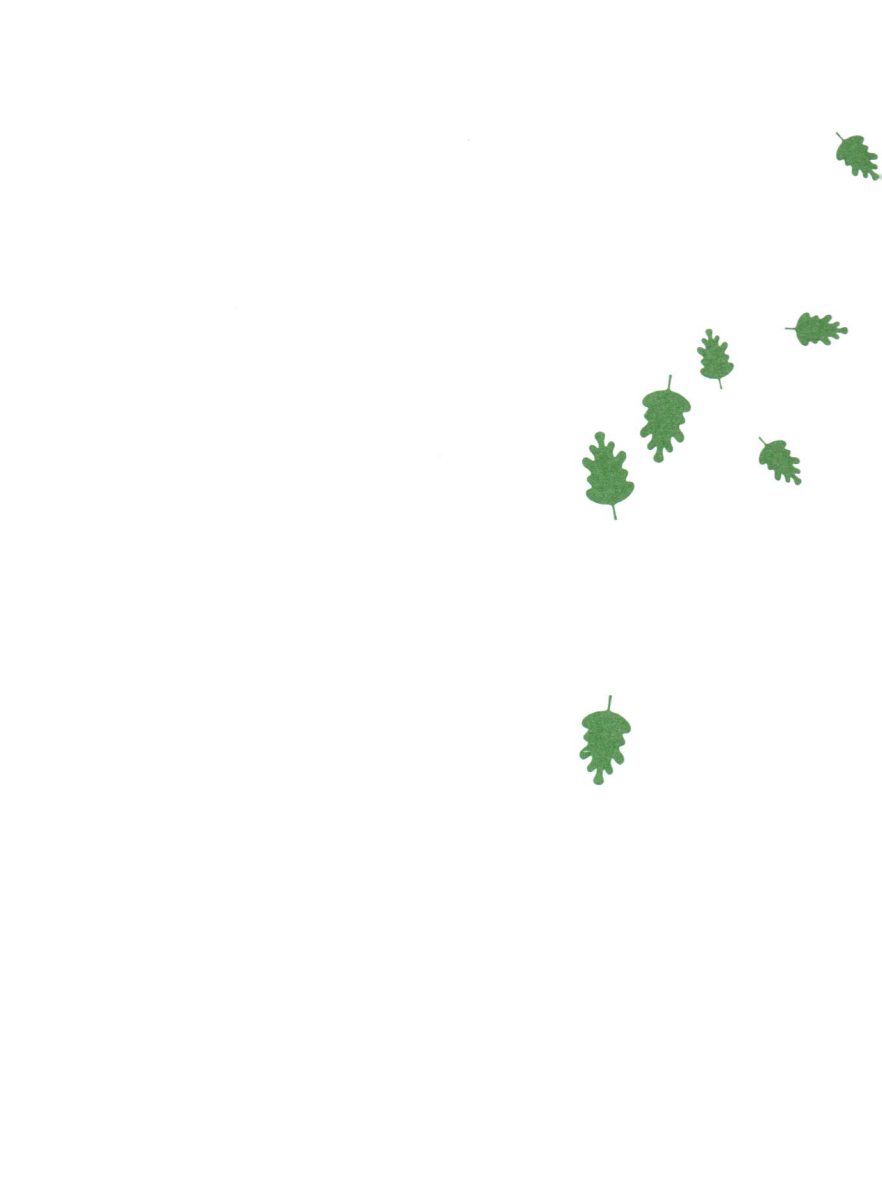

Die Eiche – Fürstin der Wälder

Eichen können über 50 Meter hoch und über 1000 Jahre alt werden. Sie haben eine charakteristische Wuchsform mit weit verzweigten, ausladenden, knorrigen Ästen, einer beeindruckenden weiten Krone und einem im Kronenbereich in verschiedene Richtungen gebogenen Stamm.

Früher waren die herabgefallenen Eicheln eine wichtige Futterquelle für Hausschweine, die man zur Waldweide in den Wald trieb. Auch für die Menschen waren die protein- und kohlenhydratreichen Eicheln zum Teil ein wertvolles Nahrungsmittel, das als Mehl- oder Kaffeeersatz diente, nachdem die intensiven Gerbstoffe herausgewaschen worden waren.

Das Kernholz der Eiche ist extrem haltbar und daher sehr beliebt als Bauholz, im Schiffsbau, für die Weinfassherstellung oder etwa für Parkettböden.

Symbol des ewigen Lebens

Die Eiche gilt als Symbol für den Ursprung des Menschen und als Sinnbild für das ewige Leben. Darüber hinaus betrachtet man sie als Hüterin der Weisheit sowie als Schutz- und Kraftquelle. Sie steht für Ausdauer, Beständigkeit, Willensstärke und Geduld.

Aufgrund ihrer imposanten, majestätischen Schönheit und ihres Alters wurde die Eiche in vielen vorchristlichen Kulturen sehr verehrt. Häufig waren alte Eichen Kultstätten und Kraftorte.

Bei den Germanen galt sie als heilig, durfte daher nicht gefällt werden und erhielt die herrschaftliche Bezeichnung »Fürstin der Wälder«. Die Römer sahen in ihr ebenfalls einen heiligen Baum und widmeten sie dem Gott Jupiter. Die Kelten feierten viele Feste in heiligen Eichenhainen und nannten den Baum »Duir«. Davon leitete sich der Name der keltischen Druiden, der »Eichenpriester«, ab. Diese ernteten die als sehr wertvoll erachteten Misteln von diesen Bäumen.

Lange Zeit wurde unter vielen Eichen Recht gesprochen. Zudem verwendete man Eichenbäume als Grenzmarkierung für die Ländereien von Grafen. Im 18. Jahrhundert wurde die Eiche dann zum deutschen Wappenbaum und vor allem durch den Dichter Friedrich Gottlieb Klopstock zum Nationalbaum. Eigenschaften wie Freiheitsliebe und unbeugsamer Stolz, die man mit der Eiche verband, sprach man damit gern auch sich selbst zu.

Heilwirkungen

Aufgrund ihres hohen Gerbstoffgehalts wird Eichenrinde für Bäder gegen Hautkrankheiten oder als Tee bei Zahnfleischproblemen, Halsschmerzen oder Magen-Darm-Beschwerden eingesetzt.

Regungslos war ich,
Baum mitten im Wald.
Und wusste die Wahrheit
nie gesehener Dinge.

Ezra Pound

Atempower

Ein Waldspaziergang ist die perfekte Gelegenheit, unsere Lungen intensiv mit frischer Waldluft zu füllen. So tanken wir viel Sauerstoff und lassen die wirksamen Phytonzide bewusst in uns hineinströmen. Dieser Effekt lässt sich durch gezielte Atemübungen noch vertiefen.

Häufig ist unsere Atmung aufgrund von Stress und Anspannung im Alltag unbewusst flach. Das führt zu einer geringeren Sauerstoffaufnahme und letztlich zu Energielosigkeit und einer noch größeren inneren Anspannung. Bei vielen Menschen automatisiert sich dieser Anspannungsmodus, und die flache Atmung wird fast zu einem Dauerzustand.

Beim Waldbaden lässt sich eine tiefere Atmung wunderbar mit den folgenden Atemübungen trainieren, die Sie natürlich auch zwischendurch zu Hause oder an anderen Orten durchführen können. Üben Sie zunächst an Plätzen, an denen Sie ungestört sind. Wenn Sie etwas mehr Routine haben, wird es Ihnen keine Probleme mehr bereiten, auch an belebteren Orten ganz bei sich und Ihrer Atmung zu bleiben. Sie werden feststellen, wie entspannend und gleichzeitig stärkend diese einfache Technik ist, die uns unmittelbar wieder in eine größere Balance und in den Fluss des Lebens bringt.

Atmen wir aufmerksam ein und aus und umarmen wir einen schönen Baum, sind wir im Himmel.

Thich Nhat Hanh

Fließende Tiefenatmung

Diese Übung sollten Sie mindestens drei Minuten lang durchführen. Sie dürfen die Dauer nach Belieben auch ausdehnen.

Stellen Sie sich entspannt hin, oder suchen Sie sich einen Ort, an dem Sie sich mit geradem Rücken hinsetzen können. Zum Beispiel einen umgestürzten Baumstamm, einen großen Stein oder Felsen. Alternativ dazu lassen Sie sich mit gekreuzten Beinen – am besten auf einer mitgebrachten Unterlage – auf dem Boden nieder. Falls Sie geübt sind und den halben oder ganzen Lotussitz beherrschen, können Sie auch eine dieser Positionen einnehmen. Lockern Sie dann Ihre Schultern, halten Sie den Kopf gerade, und legen Sie Ihre Hände flach auf Ihren Bauch.

Nun richten Sie Ihre Aufmerksamkeit auf Ihren Atem. Atmen Sie jeweils durch die Nase ein und durch den Mund aus.

Zählen Sie beim Einatmen innerlich bis fünf und lassen Sie die Luft dann durch den Mund ausströmen, während Sie abermals bis fünf zählen. Machen Sie nach der Ausatmung eine kurze Pause und atmen Sie dann wieder ein. Dabei zählen Sie innerlich erneut bis fünf.

Wiederholen Sie diesen Ablauf, und versuchen Sie, Ihre Atmung schön regelmäßig werden zu lassen.

Atmen Sie mit der nächsten Einatmung tief in den Bauch hinein, und achten Sie darauf, wie sich Ihr Bauch langsam ausdehnt. Spüren Sie die Bewegung mit Ihren Händen. Zählen Sie währenddessen innerlich regelmäßig wieder bis fünf.

Erneut ausatmen und spüren, wie der Bauch wieder flacher wird: eins – zwei – drei – vier – fünf – kurze Pause, dann wieder einatmen und so weiter.

Hinweis: Falls es Ihnen angenehmer ist, beim Ein- und Ausatmen nur bis drei oder vier zu zählen, ist das auch in Ordnung. Manchen Menschen wird die Luft anfangs etwas knapp, wenn sie jeweils bis fünf zählen. Sie sollten sich stets wohlfühlen und sich beim Üben nicht überfordern. Probieren Sie aus, welcher Zählrhythmus für Sie am stimmigsten ist. Das Ziel ist, den Atem tief, ruhig und regelmäßig fließen zu lassen. Dann wirkt diese Übung äußerst entspannend und regenerierend auf Körper und Geist.

Den Strom verlängern

Eine Variante der obigen Atemübung besteht darin, jeweils etwas länger aus- als einzuatmen. Wenn Sie bisher zum Beispiel jeweils bis fünf gezählt haben, verlängern Sie Ihre Ausatmung nun, zählen dabei im selben Tempo bis sechs und fahren in diesem Rhythmus fort: auf fünf einatmen, auf sechs ausatmen, kurze Pause, dann wiederholen.

Sobald es sich für Sie angenehm anfühlt, können Sie die Ausatemphase auf sieben verlängern und die Dauer der Ausatmung allmählich noch weiter steigern, bis Sie beim innerlichen Zählen bei zehn angekommen sind.

Hinweis: Achten Sie stets darauf, dass Sie sich mit dem Atemrhythmus wohlfühlen. Falls die Luft knapp werden sollte, unterbrechen Sie die Übung und atmen wie gewohnt weiter. Es erfordert etwas Praxis, diesen anfangs ungewohnten Atemrhythmus durchzuführen. Verlängern Sie die Ausatmungsphasen daher nur, wenn Sie sich daran gewöhnt haben und es genießen können.

In seinem Buch *Das Tao des Atmens* zeigt Dennis Lewis, wie wir über die Atmung in Verbindung mit uns selbst und unserem Umfeld kommen: »Beim vollständigen Ausatmen leeren wir uns gleichsam aus und befreien uns nicht nur von Kohlendioxid, sondern auch von überflüssiger Anspannung, abgenutzten Vorstellungen und Empfindungen. Und voll einatmen heißt, sich zu erneuern; wir nehmen frischen Sauerstoff auf, aber auch neue Eindrücke von allen Dingen und Geschehnissen in uns selbst und unserem Umfeld. Beide Atembewegungen sind auf den ›unbewohnten, leer stehenden Raum‹ im Zentrum unseres Seins angewiesen. Das Gefühl für diesen inneren Raum (und die Stille), das sich mitunter in der natürlichen Pause zwischen Aus- und Einatmen bemerkbar macht, weist uns den Weg ins Unbekannte.«

So du zerstreut bist,
lerne auf den Atem achten.

Buddha

Die Lärche –
robuster Lichtbaum

Dieser Baum kann bis zu 40 Meter hoch und älter als 600 Jahre werden. Er wächst relativ schnell, braucht viel Licht und kommt gut in Berglagen zurecht. So findet man ihn sogar noch in Höhen bis zu 2000 Metern.

Die Lärche hat unter den Nadelbäumen eine Sonderstellung, da sie als einziger von ihnen im Herbst ihre Nadeln verliert, die sich zuvor gelb gefärbt haben. Aus ihnen entsteht ein wertvoller Humus, der für eine reichhaltige Bodenflora sorgt.

Lärchenholz ist das schwerste und härteste Holz der europäischen Nadelbäume und hat einen hohen Harzgehalt. Daher ist es sehr widerstandsfähig und wird gerne beim Hausbau im Außenbereich für Holzschindeln, Verschalungen, Fensterrahmen oder Türen verwendet.

Zufluchtsort bei mangelndem Selbstbewusstsein

Die Lärche hat eine wohlwollende, lichtvolle Ausstrahlung und stärkt Menschen, die unter mangelndem Selbstbewusstsein und Zaghaftigkeit leiden. Sie schenkt

Optimismus sowie geistige Leichtigkeit und befreit von vorgefassten, verhärteten Vorurteilen. Der Duft der Lärche erleichtert die Atmung und vertreibt so die Angst vor Neuem oder Ungewissem. Früher schenkte man Kindern Lärchenzapfen als Talisman, um ihnen Selbstbewusstsein und Zuversicht zu verleihen.

Heilwirkungen

Aus dem Harz der Lärche gewinnt man das sogenannte Lärchenterpentin, das etwa bei Husten und Atemwegserkrankungen verwendet wird. Aufgrund seiner entzündungshemmenden, wundheilenden Eigenschaft hilft es bei zahlreichen Hautleiden. Zudem fördert es die Durchblutung und wird gegen Rheuma eingesetzt. Aus den von März bis Mai geernteten weichen Triebspitzen kann man einen Tee zubereiten.

Lärchentee

Zwei Teelöffel hellgrüne Lärchentriebspitzen mit einem Viertelliter kochendem Wasser überbrühen. Zehn Minuten ziehen lassen, dann abseihen und nach Belieben mit Honig süßen.

Ätherisches Lärchenöl

Dieses Öl wirkt in einer Duftlampe beziehungsweise einem Diffuser sehr mild und ist auch bei empfindlichen Bronchien gut verträglich. Beim Einatmen weiten sich nicht nur die Bronchien. Auch eine enge geistige Haltung löst sich, sodass sich leichter eine entspanntere, flexiblere Sichtweise einstellen kann.

Sinnesrausch

Wir Menschen sind überaus sinnliche Wesen. Doch gerade diejenigen, die in der Stadt leben, werden täglich mit so vielen Reizen überflutet, dass sie sich eher dagegen abschotten müssen. Zu viele visuelle Reize von Lichtern, Neonröhren und Werbeplakaten, lauter Autolärm auf den Straßen, stinkende Abgase, kreischend einfahrende U-Bahnen, dazu drängelnde Menschenmengen während der Rushhour, wummernde Gettoblaster in Stadtparks und überall, wohin man schaut, Häuserwände, Geschäfte, Asphalt – und nur wenig Grün. Für die meisten von uns ist das normaler Alltag.

Welch angenehmes Kontrastprogramm bietet dagegen die ruhige Umgebung des Waldes. Sie lädt uns dazu ein, unsere Sinne achtsam wieder zu öffnen, die Wahrnehmung zu schärfen und in einem wahren Sinnesrausch zu schwelgen.

Die Natur beeilt sich nicht,
und doch ist alles vollendet.

Laotse

Augenschmaus de luxe

Beginnen wir mit dem Sinn, der bei uns in der Regel am ausgeprägtesten ist, dem Sehen. Beobachten Sie ganz entspannt, was Sie bei Ihrem Gang durch den Wald oder von einem angenehmen Sitzplatz aus mit den Augen wahrnehmen. Welche Farben, Formen und Strukturen erkennen Sie? Wie viele verschiedene Grüntöne können Sie bestimmen? Was bewegt sich, welche Dinge sind statisch und regungslos?

Entwickeln Sie einen Blick fürs Detail. Entdecken Sie kunstvoll gewebte Spinnennetze, die faszinierende Architektur eines Ameisenhaufens, das emsige Treiben fleißiger Bienen, die Wuchsformen von Moosen, Flechten und Gräsern, glatte und pelzige Blätter, filigrane Blüten, umgestürzte vermodernde Baumstämme, ineinander verwobene Zweige, die imposanten Gestalten mächtiger Bäume.

Tun Sie so, als wären Sie ein Naturforscher von einem anderen Kontinent, der zum ersten Mal einen europäischen Wald betritt. Als würden Sie alles neu sehen. So kann Ihr visuelles Erlebnis zu einem großen Abenteuer werden. Lösen Sie sich von Ihrer gewohnten Art, diesen Kosmos der Natur zu betrachten, und genießen Sie den opulenten Augenschmaus.

Der Gesang des Waldes

Ebenso spannend wie visuelle Eindrücke zu sammeln ist es, sich zwischendurch intensiv auf den Hörsinn zu konzentrieren. Setzen oder legen Sie sich dafür an einem geeigneten Platz bequem hin, oder lehnen Sie sich im Stehen mit dem Rücken gegen einen Baum und schließen Sie die Augen. Achten Sie nun auf alle Geräusche, die von nah und fern an Ihre Ohren dringen. Lauschen Sie den Stimmen des Waldes, dem Rauschen der Blätter im Wind, den Vogelstimmen und dem Summen der Insekten. Hören Sie das Knacken und Knarzen der Äste, einen herab-fallenden Fichtenzapfen und bei nassem Wetter die feinen Wassertropfen auf dem Blattwerk der Bäume. Strömt in der Nähe vielleicht ein Bach, den seine sanft glucksende Strömung verrät? Vielleicht vernehmen Sie auch den flatternden Flügelschlag eines in der Nähe vorbeiflie-genden Vogels. Schärfen Sie Ihre auditive Wahrnehmung, lauschen Sie all den Geschichten, die der Wald Ihnen erzählt.

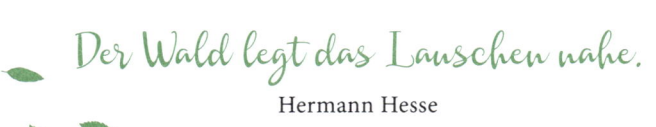

Der Wald legt das Lauschen nahe.

Hermann Hesse

Die Welt atmen

Wie wir im Kapitel Aromatherapie ebenfalls sehen werden, können Düfte innerhalb von Sekundenbruchteilen bestimmte Gefühle und Stimmungen in uns auslösen (siehe auch Seite 124). Richten Sie Ihre Aufmerksamkeit in dieser Übung auf Ihre Nase. Schlendern Sie dafür am besten langsam vorwärts, und lassen Sie sich von Aromen anziehen, die Sie beim Gehen wahrnehmen.

Schnuppern Sie den frischen Duft von Tannennadeln, Blättern und Gräsern, die würzigen Noten von Baumharz und Pilzen, die vielfältigen zarten und üppigen Blütendüfte, aber auch den Modergeruch von sich zersetzenden Stämmen oder die muffige Note des Baldrians. Lassen Sie sich von angenehmen Aromen betören, und spüren Sie, was diese in Ihnen auslösen. Vielleicht ruft ein Duft eine entfernte Erinnerung in Ihnen wach. Stellen Sie sich vor, wie die Bäume in diesem Moment mit ihren Artgenossen kommunizieren. Können Sie Ihre Duftbotschaften wahrnehmen? Erschnuppern Sie verschiedene Terpene?

All diese Übungen schärfen die Sinne und steigern das Bewusstsein für den gegenwärtigen Moment. Ein wunderbares Achtsamkeitstraining. Widmen wir uns nun dem nächsten Sinn und erfühlen wir den Wald.

Mit den Händen sehen

Wenn wir Elemente des Waldes mit unseren Händen ertasten, eröffnet sich uns neben der Wahrnehmung etwa
über die Augen oder den Geruchs- und Hörsinn eine
weitere Dimension. Die Beschaffenheit von Baumrinden,
Blättern, Farnen, Blüten und Waldfrüchten, von Steinen,
Moosen oder Gräsern ist unendlich vielfältig. Als Kinder
wollten wir stets alles anfassen. Es ist ein natürlicher Im-
puls, die Welt um uns herum zu »begreifen«. Über das
Spüren mit den Händen erhalten wir neue, haptische
Informationen, die unsere Verbindung zum Wald inten-
sivieren.

Experimentieren Sie auch hier wieder munter drauflos. Erfühlen Sie all die ungiftigen Dinge, die Ihnen im
Wald begegnen, von den klebrigen Frühlingsknospen der
Rosskastanie und dem samtigen Pelz der Weidenkätzchen
über die weichen Nadeln der Lärche und das stachelige
Gehäuse der Bucheckern bis zur markanten Struktur
eines Eichenstamms. Spüren Sie, wie unterschiedlich sich
im Vergleich zur Eichenrinde etwa der Stamm einer Buche
oder einer jungen Birke anfühlt.

Wenn Ihnen diese Art der Walderkundung gefällt, können
Sie eine sensitive Partnerübung daraus machen.

Partnerübung: Bäume ertasten

Gehen Sie zu zweit oder mit einer Gruppe in den Wald. Ertasten Sie zunächst mit geöffneten Augen die Struktur der Stämme verschiedener Bäume. Im zweiten Teil der Übung schließt jeweils ein Übungspartner die Augen und lässt sich von einem anderen vorsichtig zu einem Baum führen. Dann versucht er, diesen nur über das Ertasten der Rinde zu bestimmen. Danach ist der andere Partner an der Reihe. Diese Übung kann man auch gut mit Kindern durchführen und ein Spiel daraus machen. Wer die meisten Bäume richtig bestimmen konnte, hat gewonnen.

Glaube mir, denn ich habe es erfahren, du wirst mehr in den Wäldern finden als in den Büchern: Bäume und Steine werden dich lehren, was du von keinem Lehrmeister hörst.

Bernhard von Clairvaux

Barfuß auf kühlem Moos

Eine sinnliche Erfahrung der besonderen Art ist das Barfußgehen. Befreien Sie Ihre Füße bei angenehmen Temperaturen hin und wieder von den Schuhen, und gehen Sie eine Weile barfuß durch den Wald. Suchen Sie sich dafür zunächst eine moosbewachsene Fläche aus.

Spüren Sie die Verbindung zur Erde, während Sie langsam vorwärtsgehen. Setzen Sie bewusst einen Fuß vor den anderen, und atmen Sie dabei tief und regelmäßig ein und aus. Richten Sie Ihre Aufmerksamkeit vollkommen auf Ihre Füße, und ertasten Sie damit den Untergrund. Nehmen Sie die weiche Struktur des Mooses wahr. Wie fühlt es sich an? Ist es kühl, feucht und samtig? Kitzelt es an Ihren Fußsohlen, oder werden diese angenehm gestreichelt?

Verlagern Sie Ihr Gewicht bei jedem Schritt vorsichtig auf Ihre Füße, da sich im Moos herabgefallene Zweige, Dornen, harte Steine oder andere Dinge verbergen können. Sie werden rasch feststellen, wie sehr Ihre Konzentration sich auf den Boden richtet – daher ist das Barfußgehen gleichzeitig eine gute Achtsamkeitsübung.

Experimentieren Sie nach dem Gang über das Moos mit anderen Untergründen. Für Anfänger im Barfußgehen ist zum Beispiel eine Wiese auf einer Lichtung oder sandiger Boden ebenfalls gut geeignet.

Wenn Sie schon geübter sind und Ihre Füße sich an das Barfußlaufen gewöhnt haben, können Sie Ihre Erkundungstouren immer mehr ausdehnen. Gehen Sie zum Beispiel auf einem Waldpfad entlang, laufen Sie durch herabgefallenes Laub, über lehmigen Boden, über Kieselsteine und Wurzeln. Sie können auch auf einen umgestürzten Baumstamm steigen und darauf entlangbalancieren.

Seien Sie stets achtsam und überfordern Sie sich und Ihre Füße nicht. Probieren Sie alles auf eine spielerische Art und Weise aus. Wenn Sie diese Übung häufiger machen, gewöhnen Sie sich immer mehr daran, auf härteren Böden zu laufen.

Ein positiver Nebeneffekt: Ihre Füße erhalten eine wunderbare Massage, die durchblutungsfördernd wirkt und zahlreiche Akupressurpunkte anregt.

Hinweis: Diese Form des Waldbadens lässt sich gut mit der Achtsamkeitsübung »Schritt für Schritt« (siehe Seite 97) kombinieren.

*Die Fülle des Lebens liegt
in der Stille des Geistes.*

Jiddu Krishnamurti

Vom Geschmack der Haselnussblüten

Gehen Sie auf eine kulinarische Entdeckungstour, und schmecken Sie den Wald. Viele Blüten, Blätter und Früchte von Bäumen, Sträuchern und anderen Wildpflanzen sind essbar und bieten uns neue spannende Geschmackserlebnisse.

Verkosten Sie Pflanzen, die Sie gut kennen, wie zum Beispiel Walnüsse, Himbeeren oder Brombeeren. Aber machen Sie ruhig ein paar Experimente mit Pflanzenteilen, die Sie bisher noch nie probiert haben und die vielleicht auf Anhieb geschmacklich nicht so zugänglich sind wie die bekannten Beeren und Nüsse. Auf diese Weise schärfen Sie weiter Ihre Sinne. Und wer weiß, vielleicht stoßen Sie ja auf neue Köstlichkeiten? Weiter unten finden Sie ein paar Anregungen für eine kleine Verkostungstour.

Beim Sammeln von Wildpflanzen sollten Sie folgende Dinge berücksichtigen:

- Grundsätzlich ist es erlaubt, wild wachsende häufig vorkommende Pflanzen, die nicht unter Naturschutz stehen und nicht in einem Naturschutzgebiet wachsen, zur privaten Nutzung zu sammeln, wenn man dabei den Naturhaushalt nicht schädigt. Ernten Sie daher nie zu viel von einer Pflanze, um sie nicht zu schwächen, und wählen Sie Exemplare aus, die bereits gut entwickelt sind. Sammeln Sie größere Mengen für den Eigenbedarf nur aus dem eigenen Garten beziehungsweise nach Absprache aus dem Garten von Freunden oder Nachbarn. Lassen Sie sich das Ernten im Wald gegebenenfalls von einem Förster oder dem Waldbesitzer genehmigen.

- Sie sollten eine Pflanze in jedem Fall sicher und zweifelsfrei bestimmen können und wissen, ob der Bestandteil, den Sie probieren möchten, auch tatsächlich ungiftig ist. Lassen Sie in allen Zweifelsfällen die Finger davon, denn neben vielen essbaren Pflanzen gibt es auch einige hochgiftige, die nicht verzehrt werden dürfen. Falls Sie sich unsicher sind, sollten Sie einen Experten zurate ziehen.

Und hier ein paar Ideen zum Ausprobieren:

Holunderblüten

Der schwarze Holunder steht an vielen Waldrändern und auf Lichtungen sowie in zahlreichen Privatgärten. Sehr beliebt ist die Verwendung der reifen Holunderbeeren im August oder September zum Beispiel als Sirup, Saft oder Gelee. Vorsicht, nur wenige vollreife Früchte roh essen, da sie unverträglich sein können! Werden sie gekocht, ist der Verzehr unbedenklich.

Die Hauptblütezeit des Holunders ist von Anfang Mai bis Ende Juni. Seine süß duftenden Blüten sind ebenfalls essbar und lassen sich zu zahlreichen Köstlichkeiten wie Holunderblütensirup, Bowle oder in Mehlteig ausgebackene Küchlein verarbeiten. Man kann sie auch einfach roh über Salate, Eis, Pudding und andere Nachspeisen streuen.

Probieren Sie die Blüten direkt vom Strauch, als wären es kleine Pralinen. Was schmecken Sie?

Vorsicht: Den schwarzen Holunder nicht mit dem giftigen Zwerg-Holunder verwechseln! Nur ernten, wenn Sie sich absolut sicher sind.

Baumblätterverkostung

Viele Blätter von Bäumen sind essbar und lassen sich im Frühling, wenn sie noch sehr zart und jung sind, gut in der Küche verwenden. So können Sie etwa die Blätter von Birke, Ulme, Linde, Buche und Ahorn in Kombination mit verschiedensten Speisen zubereiten. Zum Beispiel als Salatbeigabe, in Gemüsebratlingen, Kräuterquark oder unter Rühr- und Spiegeleier gemischt.

Halten Sie Ausschau nach einigen der genannten Bäume, sammeln Sie jeweils ein paar zarte Blätter davon, und verkosten Sie diese nacheinander. Welche Unterschiede erschmecken Sie?

Ahornpropeller

Die noch jungen Flügelfrüchte des Ahorns können roh und zerkleinert in Kräutermischungen oder auch kurz gebraten als Zutat bei gebratenem Gemüse oder in Gemüsesuppen und Eintöpfen verwendet werden.

Probieren Sie eine Flügelfrucht aber auch einmal frisch vom Baum gepflückt. Sie sollte noch zart und jung sein – nicht länger als zwei Zentimeter.

Haselnussblüten

Haselnusssträucher findet man häufig in Laubwäldern, an Wald- und Feldrändern. Sie wachsen zudem in vielen Privatgärten. Sehr beliebt sind die Nüsse der Pflanze, die im Herbst reif werden.

Ebenfalls essbar sind die männlichen Blütenstände. Sie sind etwa fünf Zentimeter lang und hängen in milden Wintern bereits im Januar quasi als Vorboten des Frühlings wie kleine Würstchen an den Zweigen herunter. Die Hauptblütezeit liegt in der Regel allerdings erst zwischen Anfang Februar und Ende April. Jedes Blütenkätzchen enthält circa zwei Millionen proteinhaltige Pollenkörner, die bei vorhandenem Wind als gelbe Staubwolken herausgeweht werden. Die Kätzchen schmecken für sich genommen etwas trocken und mehlig. In der Küche verarbeitet, eignen sie sich zum Beispiel als gemahlene Zutat für ein Wildpflanzensalz oder – gemeinsam mit anderen Zutaten wie etwa Gemüse – für ein Chutney.

Auch die jungen Haselnussblätter sind übrigens essbar. Am besten erntet man die zarten Blätter von März bis April. Roh schmecken sie etwas erdig, harzig, aber blanchiert kann man sie wie Spinat zubereiten, in der Pfanne kurz braten oder wie gefüllte Weinblätter servieren.

Wenn Sie Gefallen am Probieren gefunden haben, besorgen Sie sich am besten ein gutes Bestimmungsbuch für Wildpflanzen, in dem überdies erklärt wird, welche Pflanzen essbar sind. Dann können Sie damit ausgerüstet immer wieder zu neuen kulinarischen Erkundungstouren in den Wald losziehen.

Wer ist da durch den Wald gegangen und, da er den Himmel berührt, zurückgekommen, sein Leben fortzusetzen als Baum?

Miodrag Paulovic

Die Fichte – segensreicher Maibaum

Fichten können bis zu 500 Jahre alt werden und sich zu 40 Meter hohen majestätischen Bäumen mit weit ausladenden Ästen entwickeln. Die Nadelbäume gedeihen gut in Gebieten mit einer hohen Luftfeuchtigkeit und ausreichend Niederschlägen. Da sie relativ schnell wachsen und ihr Holz vielseitige Verwendung findet – zum Beispiel als Bauholz, in der Papierproduktion oder für den Geigenbau –, wurden sie früher häufig in intensiven Monokulturen gepflanzt. Da dieser Anbau jedoch die Gefahr großer Schäden etwa durch den Borkenkäfer, Pilzerkrankungen oder die kleine Fichtenblattwespe birgt, hat man mittlerweile vielerorts aus den Fehlern früherer Jahre gelernt und die Pflanzung von Mischwäldern stärker gefördert.

Symbol der Erneuerung

So wie die Birke in anderen Regionen (siehe auch Seite 37) wird die Fichte zum Beispiel in Bayern seit Langem als Maibaum verwendet. Sie symbolisiert die Kraft der

Erneuerung und gilt als Schutz vor Unglück. Auch auf einem traditionellen Richtfest beim Hausbau wird dies nach wie vor deutlich. Hier wird eine kleine Fichte als Richtbaum auf das Dach gesetzt. Sie soll das Haus und seine Bewohner vor allem Unheil bewahren und ihnen Glück und Segen bringen.

Heilwirkungen

Als Heilmittel fördert die Fichte die Durchblutung und wirkt schleimlösend sowie antibakteriell. Sie wird zum Beispiel bei Husten und Erkältungen sowie bei Hexenschuss, Gliederschmerzen oder Rheuma, aber auch bei Nervosität und Schlaflosigkeit eingesetzt.

Fichtennadeltee im Frühling

Ein Tee aus frischen, im Frühling gesammelten hellgrünen Fichtentriebspitzen wirkt belebend. Gießen Sie dafür zwei Teelöffel der Fichtentriebe mit einer Tasse kochendem Wasser auf. Zehn Minuten ziehen lassen und nach Belieben mit etwas Honig süßen. Man kann den Tee zusätzlich mit dem Saft einer halben Zitrone aromatisieren.

Ein Hauch Waldfrische

Die jungen Triebe verleihen vielen Speisen einen frischen neuen Geschmack. Streuen Sie ein paar davon über einen Salat, in Suppen oder Gemüsegerichte. Experimentieren Sie fröhlich drauflos.

Hinweis: Lassen Sie sich vor dem Verzehr ärztlich beraten, da die Verwendung von Fichtenbestandteilen vor allem bei Menschen, die unter Keuchhusten und Asthma leiden, zu Krämpfen führen kann.

Die Welt von oben

Hinweis: Die folgende Anregung ist nur für sportliche Menschen mit einer guten Körperbeherrschung gedacht. Prüfen Sie Ihren Fitnesszustand genau, bevor Sie zur Tat schreiten.

Wecken Sie Ihren Abenteuergeist, und tun Sie etwas, was Sie wahrscheinlich schon lange nicht mehr gemacht haben: Klettern Sie auf einen Baum. Halten Sie Ausschau nach einem geeigneten starken Vertreter, der genügend kräftige Äste hat, die sich gut erklimmen lassen. Selbst wenn Sie sportlich sind, sollten Sie sich allerdings nicht zu viel zumuten. Wagen Sie sich an dieses Unterfangen nur heran, wenn Sie sich sicher sind, die erforderliche Klettertechnik zu beherrschen.

Die meisten Menschen, die als Kinder gerne auf Bäume oder bis zur Spitze jedes Klettergerüsts auf Spielplätzen geklettert sind, tun dies als Erwachsene nicht mehr. Zugegeben, in der Regel sind öffentliche Spielplätze nicht dafür ausgelegt, dass wir als Erwachsene darauf herumturnen. Manchmal ist dies sogar ausdrücklich untersagt. Aber im Wald können wir uns frei bewegen und uns nach Lust und Laune austoben. Dennoch vergessen wir häufig, ebendie Dinge zu tun, die uns als Kind begeistert haben. Oder wir unterlassen sie, weil sie uns albern und eben »kindisch« erscheinen.

Ich möchte Sie dazu ermuntern, erneut auf Entdeckungsreise zu gehen und den Wald als Abenteuerspielplatz wiederzuentdecken. Wenn Sie also zu den Kindern gehörten, die gerne Bäume und Klettergerüste erklommen haben, oder wenn Sie jetzt Lust dazu verspüren, dann empfehle ich Ihnen, es einfach auszuprobieren. Sie müssen ja nicht gleich bis ganz nach oben klettern.

Es ist ein großartiges Gefühl, die starken Äste zu spüren, die uns tragen und Halt bieten. Den mächtigen Stamm zu umfassen, der fest verwurzelt in der Erde steht. Besonders geborgen können wir uns fühlen, wenn wir zum Beispiel eine stabile Astgabelung finden, auf der wir sicher und bequem sitzen können. Auch als Erwachsene können wir das Gefühl von Abenteuer und Freiheit empfinden, das wir als Kind in ähnlichen Situationen erlebt haben.

Auf einem Baum sind wir der Welt weiter unten automatisch etwas enthoben. Wir befinden uns »über den Dingen«. Neue Ausblicke erschließen sich uns, und auch unser geistiger Horizont kann sich erweitern. Verschiedene Dinge lassen sich müheloser aus einem anderen

Blickwinkel betrachten, und vielleicht entwickeln wir aufgrund der veränderten Perspektive eine andere innere Haltung dazu.

Wer sich nicht sicher genug fühlt, um einen Baum zu erklimmen, der kann auf einen gut befestigten Hochsitz steigen oder bei Gelegenheit einen Ausflug zu einem Baumwipfelpfad machen. Einige von ihnen sind sogar mit einem Aufzug erreichbar und für Kinderwagen und Rollstühle geeignet. Diese Pfade führen auf breit angelegten Pfaden auf den oberen Baumetagen durch den Wald. In der Regel gelangt man so auf eine Aussichtsplattform über den Wipfeln der Bäume. Von hier aus hat man einen großartigen Blick über die Waldlandschaft.

In Deutschland werden aufgrund des großen Erfolgs nach und nach immer weitere Baumwipfelpfade errichtet. Einen Überblick zu den bereits vorhandenen finden Sie auf der Internetseite:

www.baumwipfelpfad-baumkronenpfad.info

Frieden findet man
nur in den Wäldern.

Michelangelo

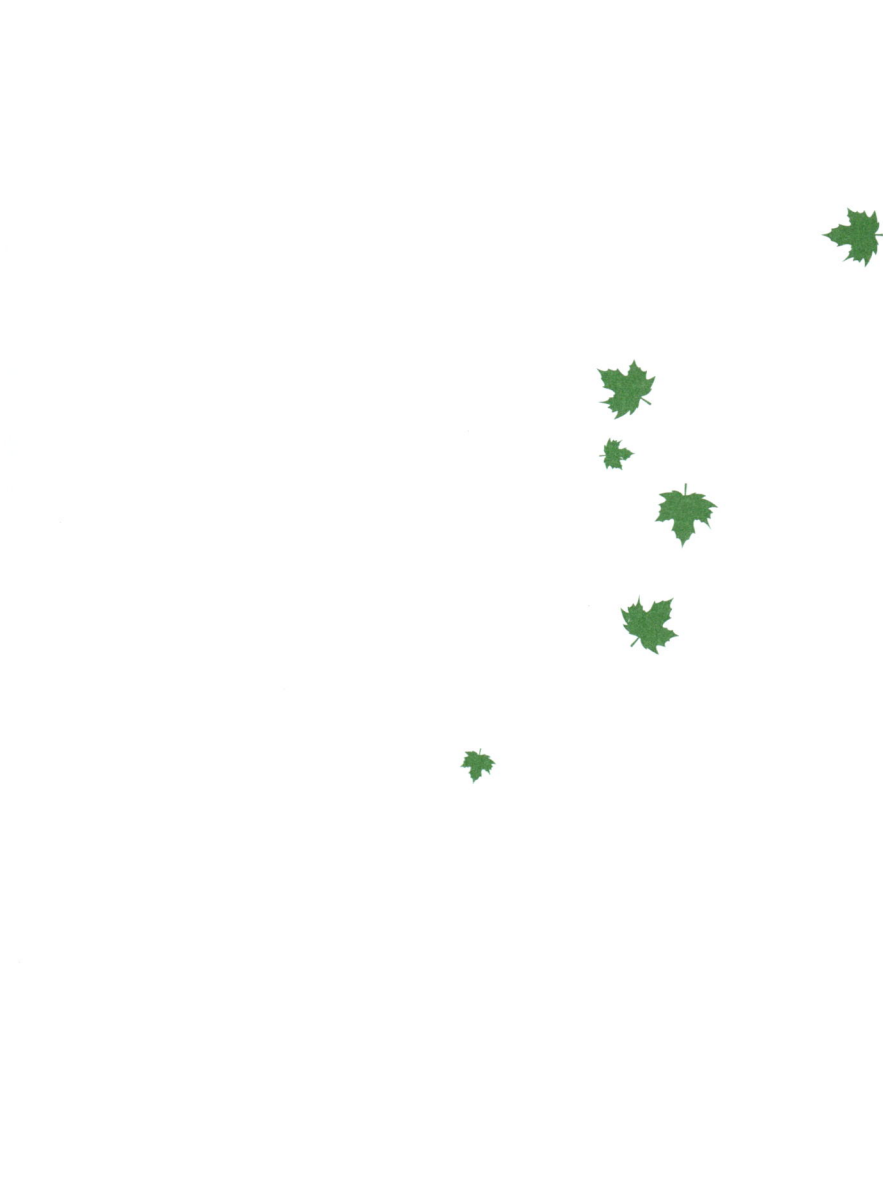

Der Ahorn – heiterer Waldgenosse

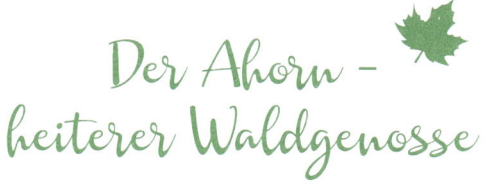

Dieser Baum hat eine fröhliche Ausstrahlung und wirkt mit seinen bunten Blättern nicht so düster und ernst wie etwa die Eiche oder die Fichte. Er kann bis zu 40 Meter hoch werden, entwickelt Blüten aus gelbgrünen Doldentrauben und bietet besonders im Herbst eine intensiv leuchtende Farbpalette, die von Zitronengelb über Weinrot bis hin zu purpurfarbenen Tönen reicht. Ein wahres Fest für die Augen.

In der Mythologie steht der Ahorn für Licht, Heiterkeit und Unbeschwertheit. Zudem soll er Schutz vor Dämonen und Naturgewalten bieten.

Tipps für die Verwendung

Der Ahorn steht als Erste-Hilfe-Apotheke für Insektenstiche bereit. Man kann unterwegs die Blätter des Baums darauflegen oder die Stiche damit einreiben. Sie haben eine kühlende, abschwellende Wirkung und helfen auch als Auflage bei müden Füßen oder geschwollenen Augen sowie bei Entzündungen.

Sehr bekannt und häufig in der Küche verwendet ist der Ahornsirup. Er wird allerdings aus dem Saft des kanadischen Zuckerahorns gewonnen und dient bei zahlreichen Speisen als Süßungsmittel, zum Beispiel traditionell für Pfannkuchen.

Im Herbst bilden sich die lang geflügelten Samensegel, die schließlich wie kleine Hubschrauberpropeller durch die Luft zu Boden trudeln. Na, kommen da Erinnerungen auf? Heften Sie sich doch mal wieder wie als Kind ein Samensegel auf die Nase, indem Sie das klebrige, dicke Ende spalten.

Die jungen, noch zarten Blätter etwa des Feldahorns schmecken leicht säuerlich und manchmal sogar süßlich. Man kann sie im Frühjahr ernten und fein geschnitten unter Rühreier und Omelettes mischen, sie als Salatzutat verwenden oder einem Kräuterquark beimischen und diesen zu Pellkartoffeln essen.

Schritt für Schritt

Die folgende Gehmeditation ist wunderbar dafür geeignet, unsere Achtsamkeit zu fördern und so den Geist zur Ruhe zu bringen. Auf diese Weise unterstützen wir zusätzlich die stressreduzierende Wirkung des Waldes und fördern unsere innere Gelassenheit.

Das achtsame Gehen, bei dem wir bewusst einen Schritt nach dem anderen setzen, ohne ein bestimmtes Ziel zu verfolgen, lässt sich problemlos mit einem Waldspaziergang verbinden, da wir ohnehin vorwärtsschreiten und bereits locker in Bewegung sind.

Wenn Sie noch nicht viel Erfahrung mit Achtsamkeitsübungen haben, sollten Sie anfangs keine zu hohen Ansprüche an sich stellen. Legen Sie zunächst kurze Phasen des achtsamen Gehens ein, und setzen Sie Ihren Spaziergang dann auf gewohnte Weise fort. Mit etwas Praxis wird Ihnen das Üben leichter fallen, und Sie können die Dauer allmählich steigern.

Bei der Meditation geht es nicht um den Versuch, irgendwo hinzugelangen. Es geht darum, dass wir uns selbst erlauben, genau dort zu sein, wo wir sind, und genau so zu sein, wie wir sind, und desgleichen der Welt zu erlauben, genau so zu sein, wie sie in diesem Augenblick ist.

Jon Kabat-Zinn

Achtsames Gehen

Bleiben Sie zu Beginn der Übung am besten kurz stehen, um sich zu sammeln. Lenken Sie Ihre Aufmerksamkeit zunächst auf Ihre Atmung. Atmen Sie ein paarmal regelmäßig ein und wieder aus. Während Sie ruhig weiteratmen, beginnen Sie, langsam einen Schritt vor den anderen zu setzen.

Gehen Sie in aufrechter, aber gleichzeitig lockerer Haltung vorwärts, und richten Sie den Blick auf einen Punkt vor Ihren Füßen. Die Schultern und der Nacken sind entspannt. Lassen Sie Ihren Atem frei und mühelos fließen. Bleiben Sie mit Ihrem Bewusstsein bei Ihrer Atmung und gleichzeitig bei Ihren Schritten.

Wie fühlt sich der Untergrund an? Ist er weich oder hart? Spüren Sie Wurzeln, Steine oder Laub unter Ihren Fußsohlen? Ist der Boden schlammig vom Regen, oder wirkt er nach einer längeren Dürreperiode ausgetrocknet? Nehmen Sie wahr, dass der Waldboden Sie trägt und Ihnen Stabilität und Sicherheit verleiht.

Versuchen Sie nun, den Atem harmonisch mit Ihren Schritten zu verbinden und auf diese Weise in einen ruhigen Fluss zu gelangen. Schreiten Sie ohne eine bestimmte Absicht vorwärts, und genießen Sie einfach das Gefühl, tief mit der Natur verbunden zu sein.

Experimentieren Sie frei und ungezwungen. Welches Tempo fühlt sich für Sie am stimmigsten an? Bei welcher Schrittlänge finden Sie am besten in Ihren ganz persönlichen Rhythmus?

Wenn Ihre Gedanken abschweifen, beobachten Sie dies kurz und kehren mit Ihrer Aufmerksamkeit dann wieder zu Ihrer Atmung und Ihren Schritten zurück.

Die Aufmerksamkeit ausdehnen

Eine Variante, die Achtsamkeit beim Gehen zu erweitern, besteht darin, sich auf den genauen Ablauf der Schrittbewegung zu fokussieren. Beginnen Sie auch diese Übung, indem Sie kurz stehen bleiben, um sich zu sammeln. Richten Sie Ihre Aufmerksamkeit erneut auf die Atmung. Spüren Sie das Gewicht Ihres Körpers auf Ihren Füßen, und achten Sie dann darauf, wie ein Fuß sich langsam vom Boden hebt und eine Vorwärtsbewegung macht. Nehmen Sie wahr, wie er sanft die Erde berührt und Ihr Gewicht sich nach und nach auf diesen Fuß und das ganze Bein verlagert. Konzentrieren Sie sich gleichzeitig darauf, wie der zweite Fuß sich zu heben beginnt und den nächsten Schritt nach vorne macht. Atmen Sie dabei ruhig und entspannt weiter.

Wenn Ihnen diese Übung leichtfällt und Sie Ihre Achtsamkeit noch weiter vertiefen möchten, versuchen Sie, die gesamten Bewegungsabläufe Ihres Körpers beim Gehen wahrzunehmen. Es kann sich dabei um kleinste Details handeln. Achten Sie zum Beispiel darauf, auf welche Weise sich Ihre Knie bei der Vorwärtsbewegung des jeweiligen Beins anwinkeln und strecken. Was geschieht beim Anheben und Aufsetzen des Fußes? Spüren Sie, welche

Muskeln sich anspannen und wieder entspannen – von den Oberschenkeln über die Waden bis hinunter zu den Zehen.

Richten Sie Ihren Geist auch auf die Bewegungen in Ihrem Oberkörper aus. Schwingen Ihre Arme leicht mit? Haben Sie Ihre Hände vielleicht vor dem Bauch verschränkt oder hinter den Rücken gelegt? Sind Ihre Schultern und der Nacken entspannt? Wie bewegen sich Ihre Hüften und Ihr Brustkorb beim Gehen? Achten Sie auf die verschiedensten Nuancen im Bewegungsablauf, und werden Sie sich bewusst, welche Reaktionen Ihre Schritte im Körper auslösen.

Wie bei der vorigen Variante nehmen Sie es einfach zur Kenntnis, wenn Ihr Geist abschweift, und kehren dann mit Ihrer Aufmerksamkeit wieder zur Atmung und Ihren Schrittbewegungen zurück.

Sollten Sie feststellen, dass Sie sich nicht mehr konzentrieren können, lassen Sie es für den Moment einfach gut sein. Schütteln Sie Ihre Arme und Beine locker aus, und genießen Sie den Rest Ihres Waldspaziergangs. Setzen Sie Ihr Achtsamkeitstraining dann bei Ihrem nächsten Ausflug in den Wald weiter fort. Praktizierenden, die noch nicht sehr geübt sind, fällt es in der Regel schwer, die Aufmerksamkeit auf etwas Bestimmtes gerichtet zu halten, sei es auf den Atem, die Schritte oder etwas anderes. Es empfiehlt sich, stets locker und ohne Druck an das Üben heranzugehen, Pausen zu machen, wenn es zu anstrengend wird, und die Achtsamkeitspraxis beim nächsten Mal mit einem frischen Geist fortzusetzen.

Und hier noch ein paar zusätzliche Tipps:

- Praktizieren Sie das achtsame Gehen barfuß, wenn der Untergrund dafür geeignet ist und Sie sich dabei wohlfühlen. Diese Variante hilft in der Regel dabei, die Aufmerksamkeit gezielt auf das Gehen zu richten, da die meisten von uns das Barfußgehen nicht gewohnt sind und sich daher automatisch stärker darauf konzentrieren. Darüber hinaus intensiviert sich das Gefühl, in Verbindung mit der Erde, ja im wahrsten Sinne des Wortes geerdet zu sein (siehe auch das Kapitel »Barfuß auf kühlem Moos«, Seite 78).

- Da Sie sich in der Natur befinden, bietet sich eine weitere schöne Übungsvariante an. Dabei konzentrieren Sie sich beim langsamen Gehen zusätzlich zur Atmung auf Ihre Umgebung. Nehmen Sie einfach wahr, was um Sie herum geschieht. Erregt irgendein

Detail Ihre Aufmerksamkeit, betrachten Sie es in aller Ruhe. Genießen Sie den Augenblick. Achten Sie lediglich darauf, gleichzeitig bewusst bei Ihrer Atmung zu bleiben beziehungsweise Ihre Aufmerksamkeit immer wieder dorthin zurückzulenken, falls Ihre Gedanken abschweifen.

- Sie können diese Praxis auch gut mit den Übungen zur Schulung der fünf Sinne kombinieren (s. Seite 72–80).

- Sobald Sie das achtsame Gehen mühelos praktizieren können, lässt es sich jederzeit in den Alltag integrieren. Üben Sie es in der Mittagspause, zum Beispiel in einem nahe gelegenen Park, oder wann und wo immer Sie es anwenden mögen.

- Lächeln Sie beim Üben. Denn so gehen Sie automatisch mit einer entspannten Haltung an das achtsame Gehen heran. Häufig fällt es uns leichter, ein Lächeln aufzusetzen, wenn wir es an jemanden richten. Im Wald können Sie sich zum Beispiel vorstellen, dass Sie einer Blume, einem Baum, dem blauen Himmel oder der Sonne zulächeln. Oder Sie richten das Lächeln einfach an sich selbst.

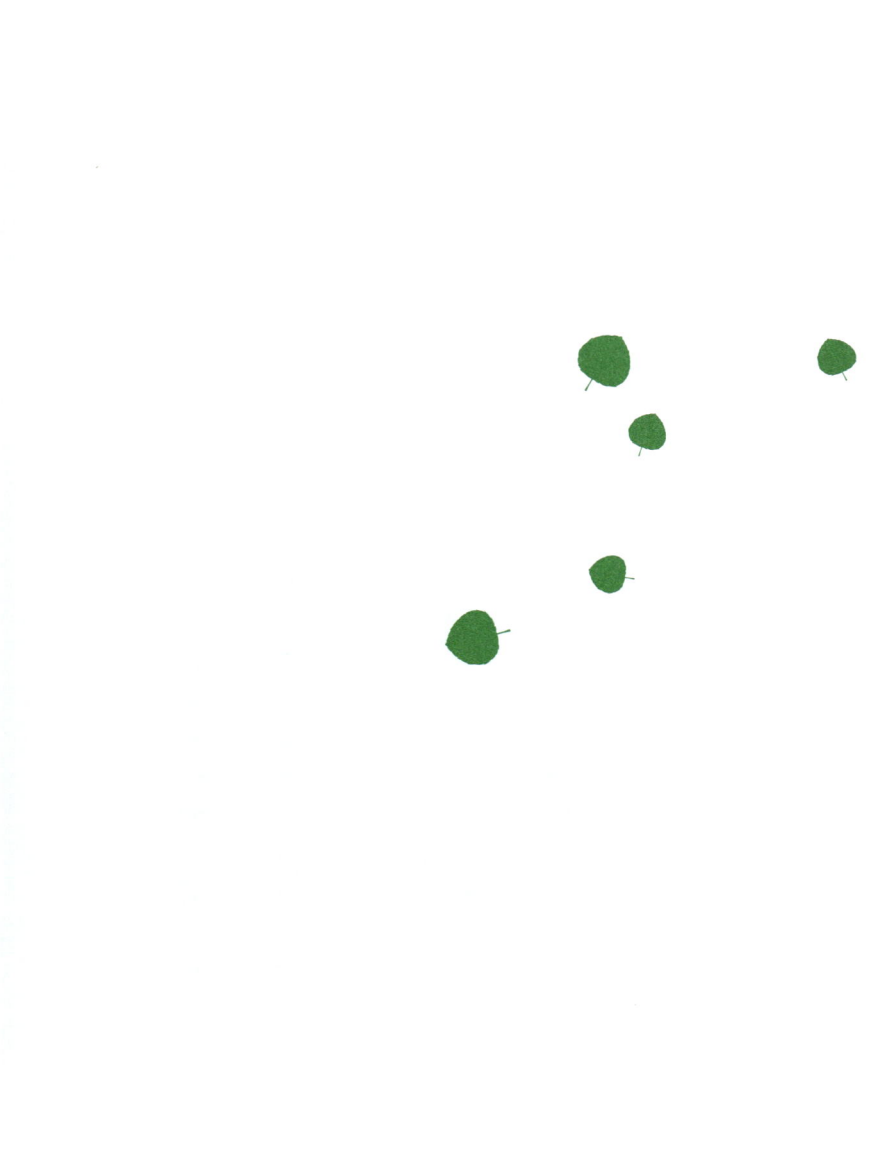

Die Roterle – sagenumwoben und unheimlich

Die Roterle, auch Schwarzerle genannt, gehört ebenso wie die Haselnuss und die Birke zur Familie der Birkengewächse. Sie ist im Gegensatz zu vielen anderen Bäumen bestens für feuchte Böden geeignet und kann sogar im Wasser stehen. Daher ist sie ein typischer Baum in Auwäldern. Sie wird bis zu 40 Meter hoch und kann bei guten Bedingungen ein Alter von 120 Jahren erreichen.

Eine Besonderheit der Erle: Im Gegensatz zu anderen Laubbäumen wirft sie im Herbst ihre noch grünen Blätter ab, da sie nicht darauf angewiesen ist, Nährstoffe daraus zu gewinnen. Sie verfügt nämlich über spezielle Bakterien in ihren Wurzelknollen, die Stickstoff binden, sodass der Baum ihn verwerten kann. Für die Kleinlebewesen im Boden sind die grünen Blätter, aus denen die Stickstoffverbindungen nicht abgezogen wurden, eine willkommene Delikatesse.

Die Erlenkätzchen sind ebenso wie die Weidenkätzchen eine wichtige Nahrungsquelle für Bienen. Daher steht dieser Baum unter Naturschutz.

Mystische Symbolkraft

Die Erle umgab früher ein unheimlicher Hauch. Vielleicht lag es daran, dass sie häufig in düsteren Mooren wuchs, um die sich Mythen von Wasser- und Moorgeistern, Elfen und Erlkönigen rankten. Dieser sagenumwobene Baum steht zum einen für die unheilvolle, zerstörerische Kraft des Wassers, für das Alter und den Tod, zum anderen symbolisiert er auch das Wasser des Lebens, Fruchtbarkeit und das Leben nach dem Tod.

Der Mythologie zufolge wirkt dieser Baum anregend auf die weibliche Sinnlichkeit und Spiritualität.

Mundspülung aus Erlenblättern

Aufgrund ihres hohen Gerbstoffgehalts wirkt die Erle schmerzlindernd, fiebersenkend und adstringierend. Eine Mundspülung aus frischen oder getrockneten Erlenblättern hilft zum Beispiel bei Zahnfleischentzündungen. Dazu kocht man zwei Teelöffel der Blätter mit einer Tasse Wasser fünf Minuten lang und lässt das Ganze dann abkühlen. Danach spült man den Mund ausgiebig damit.

Dieser Tee ist auch zum Gurgeln bei Halsentzündungen geeignet.

Einen Kraftplatz finden

Ein persönlicher Kraftplatz in der Natur kann uns Schutz, Geborgenheit und Halt geben. Hier können wir innehalten, uns fallen lassen und Entspannung, Ruhe und Trost finden. Häufig klärt ein Kraftplatz auch unseren Geist und schenkt uns Inspiration und so manch neue Perspektive.

Lassen Sie sich im Wald bei der Suche nach Ihrem Kraftplatz aufmerksam treiben. Beobachten Sie, ob ein bestimmter Ort Sie besonders anspricht, ob Sie sich zu ihm hingezogen fühlen. Folgen Sie dabei Ihrer Intuition. Falls Sie sich nicht sicher sind, ob der gewählte Platz der richtige für Sie ist, halten Sie sich einfach eine Weile dort auf. Achten Sie darauf, ob Sie sich dort wohlfühlen. Vermittelt dieser Ort Ihnen ein Gefühl innerer Ruhe? Können Sie hier frei und entspannt atmen? Fühlen Sie sich geborgen und rundum gut aufgehoben? Wenn dies der Fall ist, haben Sie wahrscheinlich einen geeigneten Platz gefunden. Sollten Sie sich dagegen irgendwie unwohl, unruhig oder angespannt fühlen, kommt dieser Ort nicht als Kraftplatz für Sie infrage. Suchen Sie dann einfach weiter, bis Sie etwas Stimmiges gefunden haben.

Viele Menschen finden ihren persönlichen Kraftplatz bei einem Waldspaziergang etwa auf einem umgestürzten Baumstamm am Rande einer Lichtung oder bei einem großen Stein am Ufer eines Waldweihers oder eines Bachs. Andere wiederum fühlen sich zu besonders mächtigen, alten Bäumen hingezogen. Dabei hat jede Baumart eine eigene Ausstrahlung. Die kurzen Baumporträts in diesem Buch können als erste Orientierung und zur Inspiration dienen (die Seitenverweise dazu finden Sie im Inhaltsverzeichnis). Allerdings werden längst nicht alle Baumarten vorgestellt. Zudem sollten Sie bei der Auswahl eines Baumkraftplatzes vor allem auf Ihre innere Stimme hören.

Ihre Wahl wird sich auch danach richten, in welcher Lebenssituation Sie sich gerade befinden. Sagt Ihnen ein Ort mit einer guten Aussicht, etwa auf einem Hochstand, zu oder eher ein Platz tief im Wald zu Fuße eines Baums? Sehnen Sie sich nach der großen, stillen Ruhe und Weisheit einer starken Eiche, oder möchten Sie sich lieber mit der Frische und Erneuerungskraft einer jugendlichen Birke aufladen? Spüren Sie, dass ein munter dahinfließender, glucksender Bach Ihrem Geist zu neuer Kreativität verhilft, oder möchten Sie frische Energie schöpfen, indem Sie auf dem Rücken liegend durch das sonnendurchflutete Blätterwerk der Bäume in Richtung

Himmel blicken? Hören Sie in sich hinein, um herauszufinden, was für Sie im Moment passend ist.

Haben Sie Ihren Kraftplatz gefunden, setzen, stellen oder legen Sie sich dort bequem hin. Atmen Sie tief und regelmäßig ein und aus. Lassen Sie die heilsame Energie dieses Ortes auf sich wirken, und laden Sie Körper, Geist und Seele neu auf.

Bestimmen Sie selbst, wie lange Sie bleiben wollen, und setzen Sie Ihren Spaziergang durch den Wald danach gestärkt fort.

Wer gelernt hat,
Bäumen zuzuhören,
begehrt nichts zu sein
als was er ist.

Hermann Hesse

Vertieftes Üben

Wie beim Waldbaden generell gilt auch an Ihrem persönlichen Kraftplatz, dass Sie keine besonderen Übungen durchführen müssen. Solange Sie sich in Ruhe dort aufhalten und den Moment genießen, wird sich in der Regel eine positive Wirkung einstellen. Sie können diese allerdings noch fördern und vertiefen, wenn Sie die eine oder andere Atem- oder Achtsamkeitsübung aus diesem Buch an Ihrem Kraftplatz durchführen (siehe zum Beispiel Seite 63 sowie Seite 78 und Seite 107). Auch Yogaübungen können, an einem Kraftplatz ausgeführt, besonders effektiv sein. Probieren Sie einfach aus, wonach Ihnen der Sinn steht und was Ihnen in einem bestimmten Moment entspricht. Lassen Sie sich auch hier wieder von Ihrem eigenen Gefühl leiten.

Selbst wenn Sie einmal keine Zeit haben, um Ihren Kraftplatz aufzusuchen, können Sie sich im Rahmen einer Visualisierungsübung von zu Hause aus in der Vorstellung dorthin begeben und sich von ihm stärken lassen. Die Übung finden Sie auf Seite 127 dieses Buches.

Achtsamkeit ist ein
aufmerksames Beobachten,
ein Gewahrsein, das völlig
frei von Motiven oder
Wünschen ist, ein Beobachten
ohne jegliche Interpretation
oder Verzerrung.

Jiddu Krishnamurti

Die Eibe – geheimnisvoller Schutzbaum

Dieser Baum mit den dunkelgrünen Nadeln und roten Beeren wächst extrem langsam und wird nur bis zu 25 Meter hoch. Das Besondere an ihm: Er kann bis zu 2000 Jahre alt werden.

Die Eibe ist nicht nur für den Menschen, sondern auch für Pferde, Esel, Hunde und Katzen sehr giftig, da sie das Alkaloid Taxin enthält. Rehe, Hirsche und Wildschweine vertragen das Gift dagegen. Seit dem 20. Jahrhundert wird Taxin, das mittlerweile auch im Labor produziert wird, als Mittel in der Krebstherapie eingesetzt, da es das Tumorwachstum hemmen kann.

Das Holz der Eibe ist extrem dauerhaft und zum Beispiel zum Drechseln oder aufgrund seiner Elastizität zur Herstellung von Pfeil und Bogen sehr begehrt. Allerdings kommt dieser Baum in den Wäldern nur noch selten vor, daher gehört er zu den geschützten Arten.

Schutz vor Dämonen

Die Germanen glaubten, die Eibe könne vor Krankheit und Unheil schützen, und verehrten sie als heiligen Götterbaum. Und noch lange Zeit danach versuchte man sich mithilfe von Eibenamuletten vor bösen Dämonen und Zauberei zu schützen und weihte diesen Baum den Toten, weshalb er häufig auf Friedhöfen zu finden ist.

Die giftigen Eibenpfeile der Artemis

Der griechischen Mythologie zufolge tötete die Jagdgöttin Artemis mit Eibengiftpfeilen die sieben Töchter der Königin von Theben, Niobe. Diese hatte sich aufgrund ihres Kinderreichtums gegenüber Leto, der Mutter der Zwillinge Artemis und Apollon, gerühmt und behauptet, sie sei ihr daher überlegen. Niobe hatte insgesamt sieben Töchter und sieben Söhne. Leto dagegen hatte nur die beiden Zwillinge und sann auf Rache. Sie schickte Apollon und Artemis zur Erde, damit diese alle Kinder der Niobe töteten. Das taten sie, woraufhin Amphion, der Vater der vierzehn Kinder, sich das Leben nahm. In ihrer Verzweiflung wandte sich Niobe beim Berg Sipylus an die Götter und flehte sie an, ihrem Leid ein Ende zu bereiten.

Zeus hatte Mitleid mit ihr und verwandelte sie in einen Fels, um ihre Gefühle ebenfalls zu Stein werden zu lassen. Doch selbst als Fels hörte Niobe nicht auf zu weinen, sodass fortwährend ein Strom aus Tränen an den Felsen herabrann.

Wenn deine Seele krank ist,
dann verbirg dich wie ein
verwundetes Tier in den Wäldern:
sie werden dich heilen.
Die dunklen Bäume sind stumme
Freunde. Sie nehmen dich
schweigend auf und sind dir gut.

Siegfried von Vegesack

Waldyoga

Wenn Sie Lust auf Yoga haben, dann verbinden Sie doch ein paar dieser wohltuenden Übungen hin und wieder mit Ihrem Aufenthalt im Wald. Die Praxis des Yoga hat vielfältige positive Wirkungen auf uns. Sie fördert zum Beispiel unsere Atmung, klärt unseren Geist und regt zahlreiche Muskelpartien unseres Körpers an. Zudem wirkt sie überaus entspannend und kann für ein gesundes inneres Gleichgewicht und ein Gefühl der Harmonie sorgen.

Die folgende Yogastellung ist auch für Anfänger geeignet und bietet sich perfekt zum Üben im Wald an. Denn was läge näher, als sich einen schönen Platz unter einem hochgewachsenen Baum zu suchen und die Position »Der Baum« einzunehmen? Sie erdet uns, fördert unsere Konzentration, Entschlossenheit und Zielgerichtetheit sowie unser Gleichgewichtsgefühl.

Ein Körper, der ruhig und entspannt ist, zieht den geistigen Frieden an.

Paramahansa Yogananda

Der Baum

Stellen Sie sich aufrecht mit geschlossen Beinen hin, und strecken Sie die Arme seitlich aus. Atmen Sie dabei tief und gleichmäßig. Verlagern Sie Ihr Gewicht nun auf das rechte Bein und heben Sie das linke Bein etwas an. Wenn Sie Ihr Gleichgewicht in dieser Position gefunden haben, drehen Sie das linke Knie vorsichtig nach außen und führen den linken Fuß an den Oberschenkel des rechten Beins. Legen Sie die Handflächen vor der Brust aneinander und strecken Sie die Arme dann leicht angespannt. Bleiben Sie etwa 15 Sekunden so stehen, und kehren Sie dann langsam in die Ausgangsposition zurück.

Führen Sie die Übung nun auf der anderen Seite durch. Sie verlagern das Gewicht also auf das linke Bein und legen den rechten Fuß an den linken Oberschenkel. Etwa 15 Sekunden halten, dann wieder absetzen.

Atmen Sie während der Übung stets gleichmäßig weiter. Stellen Sie sich vor, ein Baum zu sein. Achten Sie mit fest nach vorne gerichtetem Blick darauf, welche Kraft und Energie Sie durchströmt. Spüren Sie intensiv die Verbindung zu dem Baum, unter dem Sie stehen. Versuchen Sie, seine Kraft wahrzunehmen und sie in sich hineinströmen zu lassen.

Das Dreieck

Diese Yogaübung fördert seelische Stärke und Harmonie sowie das Gefühl, geerdet zu sein. Zudem kräftigt sie die Bein-, Gesäß- und Rückenmuskulatur und dehnt zahlreiche Körperpartien.

Stellen Sie sich mit gegrätschten Beinen hin. Die Arme liegen locker seitlich am Körper an. Drehen Sie den rechten Fuß nach außen, lassen Sie den rechten Arm mit der nächsten Ausatmung am Bein entlang sanft bis zum Knie nach unten gleiten, und neigen Sie den Oberkörper dabei nach rechts. Bewegen Sie gleichzeitig den linken Arm nach oben, bis er senkrecht in Richtung Himmel zeigt. Drehen Sie nun vorsichtig den Kopf nach links, und blicken Sie zu Ihrer linken Hand hinauf. Halten Sie die Position etwa 15 Sekunden lang, kommen Sie anschließend mit dem Oberkörper wieder hoch, und führen Sie die Übung zur anderen Seite aus.

Arbeiten Sie auch beim Ausführen des Dreiecks äußerst sanft und ohne Druck. Gehen Sie nie über Ihre körperlichen Grenzen hinaus.

Der Rhythmus des Körpers,
die Melodie des Geistes und
die Harmonie der Seele
komponieren die Symphonie
des Lebens.

B. K. S. Iyengar

Die Kiefer –
sonnige Lebensfreude

Die Kiefer gehört zu den anspruchslosen Bäumen. Sie kann 45 Meter hoch und bis zu 700 Jahre alt werden. Sie gedeiht auf trockenen Sandböden in niederschlagsarmen Gegenden ebenso wie in Mooren, liebt aber viel Licht. Charakteristisch sind ihre vier bis acht Zentimeter langen blaugrünen Nadeln, die dichte Büschel bilden, sowie ihre dicke, im oberen Bereich rötlich gefärbte Rinde. Ihre kugeligen Zapfen werden bis zu acht Zentimeter groß und öffnen sich bei geringer Luftfeuchtigkeit. Bei Regen schließen sie sich dagegen.

Ihre äußere Gestalt unterscheidet sich von der aufrecht gewachsenen Pyramidenform der Tanne oder Fichte. Insgesamt wirkt die Kiefer runder und graziler mit ihrer nach oben hin geöffneten Krone, die dem Himmel entgegenstrebt.

Mythologische Bedeutung

In der Mythologie steht die Kiefer für Sonne, Licht und Lebensfreude. Außerdem symbolisiert sie Weisheit, Ausdauer, Anpassungsfähigkeit und Freundschaft. Mit ihrer Ausstrahlung fördert sie das Selbstvertrauen und befreit von Schuldgefühlen. Darüber hinaus wirkt sie energetisierend.

Heilwirkungen

Die Kiefer hat vielfältige Heilwirkungen. Ihre Rinde und Nadeln haben einen sehr hohen Gehalt an Antioxidanzien. Sie fördert die Durchblutung, wirkt antiseptisch und beruhigend – zum Beispiel bei Unruhe und Nervosität – und gilt zudem als bewährtes Mittel bei Erkältungen und Lungenerkrankungen. Hilfreich für die Hausapotheke sind Tees aus Kiefernsprossen oder Kiefernsprossenbäder.

Sogar zu Hause können Sie bestimmte positive Wirkungen des Waldes für sich nutzen.

Wenn Sie sich gerne an einen bestimmten Ort erinnern möchten, könnten Sie sich von dort zum Beispiel ein schönes Objekt mitnehmen. Vielleicht finden Sie einen hübschen Stein oder Kiefernzapfen. Sie können auch nach einem dekorativen Zweig suchen, den Sie an einer geeigneten Stelle in der Wohnung platzieren.

Oder Sie ziehen mit dem Fotoapparat und viel Zeit los und suchen nach großartigen Motiven. Schärfen Sie Ihren Blick für Detailaufnahmen von farbigen Blüten und Blättern, von Samen und Tautropfen, finden Sie spannende Perspektiven, aus denen Sie ganze Pflanzen, eindrucksvolle Bäume und Baumgruppen oder gar komplette Waldlandschaften festhalten. Lassen Sie sich von Licht- und Nebelstimmungen inspirieren, und genießen Sie Ihre freie Kreativität beim Fotografieren.

Wählen Sie die schönsten Motive anschließend zu Hause aus, und lassen Sie ein paar davon als Poster entwickeln. So können Sie sich zwischendurch innerhalb kürzester Zeit in den Wald hineinversetzen, wenn Sie die Bilder betrachten.

Eine behagliche Atmosphäre schaffen Sie zudem, wenn Sie sich mit einigen Holzmöbeln einrichten und Holzfußböden verlegen. Manche Holzarten haben einen intensiven Duft – ein Hauch von Wald in Ihrem Wohnbereich.

Aromatherapie

Mithilfe verschiedener Düfte können wir uns den Wald ebenfalls auf eine intensive Weise nach Hause holen. So entsteht bereits beim Zerreiben einer einzigen Tannennadel zwischen den Fingern ein wunderbares frisches Aroma.

Düfte wirken als emotionale Trigger. Sofort lösen sie etwas in uns aus. Sie wecken Erinnerungen und Gefühle und rufen bestimmte Stimmungen hervor. Duftimpulse treffen im Gehirn direkt auf das limbische System, das auch als Schaltzentrale des vegetativen Nervensystems gilt. Es steuert zentrale physische Funktionen wie etwa Herzschlag, Verdauung, Körpertemperatur und Schlaf. Wie im Kapitel »Die Heilkraft des Waldes« erläutert, können verschiedene Düfte sich rasch auf diese und andere Funktionen auswirken.

Nutzen Sie die wohltuenden Wirkungen unterschiedlicher Walddüfte, und bereiten Sie sich Ihre persönliche

Aromatherapie. Zum Beispiel mit Duftlampen oder Diffusern, Kräutertees, Aromabädern, hochwertigen Massageölen oder in der Küche bei der Zubereitung von Speisen. Falls Sie statt frischen oder getrockneten Pflanzenteilen ätherische Öle verwenden, sollten Sie stets auf eine gute, reine und biologische Qualität achten.

Sie wünschen sich einen anregenden Duft? Dann verwenden Sie zum Beispiel Zirbelkiefer oder Minze. Ihnen steht der Sinn nach einer harmonisierenden Duftnote? In diesem Fall bieten sich Zeder oder Kamille an. Sie sehnen sich nach Entspannung und Ruhe? Dann greifen Sie etwa auf Tanne oder Kiefer zurück. Ein paar weitere Anregungen zu den Wirkungen verschiedener Bäume finden Sie unter den jeweiligen Baumporträts in diesem Buch.

Hinweis: Erkundigen Sie sich vor der Verwendung von Pflanzenteilen oder ätherischen Ölen stets genau, wie sie anzuwenden sind und welche Wirkung sie haben.

Das Tannennadelbad

Gönnen Sie sich zwischendurch eine Auszeit mit einem Tannennadel-Aromabad. Es entspannt und beruhigt, ist gut für die Atemwege und verströmt einen unvergleichlich köstlichen Duft.

Kochen Sie dafür ein paar kleinere frische Tannenzweige 15 Minuten lang in Wasser aus. Verwenden Sie einen Topf, den Sie nicht mehr für die Essenszubereitung benötigen, da die Zweige harzig sind und sich die Rückstände nur schwer aus dem Topf entfernen lassen. Gießen Sie den Sud dann durch ein Tuch in Ihr Badewasser, um zu vermeiden, dass Harz mit hineingelangt. Wenn Sie nun noch für eine gemütliche Beleuchtung und schöne Musik sorgen, ist die Wellnessoase perfekt.

Eine Alternative zu frischen Tannenzweigen für Ihr Badewasser ist ein hochwertiges, naturbelassenes ätherisches Öl.

Innere Reise

Eine weitere Möglichkeit, sich von zu Hause aus mit dem Wald zu verbinden, bietet die folgende Visualisierungsübung. Damit können Sie innerhalb von ein paar Minuten innerlich zur Ruhe kommen und neue Energie schöpfen.

Begeben Sie sich an einen Platz, an dem Sie ungestört sind, und setzen oder legen Sie sich dort bequem hin. Atmen Sie mit geschlossenen Augen ein paarmal ruhig ein und aus.

Versetzen Sie sich dann in der Vorstellung an einen schönen Ort im Wald. Das kann zum Beispiel eine Lichtung, ein Platz in der Nähe eines bestimmten Baums oder aber Ihr persönlicher Kraftplatz sein (siehe auch Seite 107). Malen Sie sich diesen Ort mit allen Details aus. Nehmen Sie das Licht und die Atmosphäre, ja sogar verschiedene Düfte wahr. Spüren Sie die Wärme der Sonnenstrahlen auf Ihrer Haut. Hören Sie das Summen von Insekten, Vogelstimmen und vielleicht sogar das Rauschen des Windes in den Blättern der Bäume.

Drehen Sie sich nun in der Vorstellung an Ihrem Ort stehend einmal langsam um sich selbst. Lassen Sie Ihren Blick dabei schweifen, und achten Sie auf alles, was Sie sehen. Welche Farben und Formen kommen in Ihr Blickfeld? Welche Pflanzen, Gegenstände und vielleicht sogar Tiere entdecken Sie? Lassen Sie die Erfahrung so plastisch wie möglich werden. Statten Sie Ihr imaginäres Bild mit zahlreichen Details und sinnlichen Wahrnehmungen aus. Atmen Sie die ganze Zeit über regelmäßig weiter.

Bleiben Sie, solange Sie möchten, bei Ihrer Visualisierung, und schließen Sie diese dann mit drei tiefen

Atemzügen ab. Auf diese Weise gestärkt, können Sie sich mit einer neuen Ausrichtung wieder Ihrem Alltag widmen.

Die Energie des Kraftplatzes spüren

Falls Sie sich bei der Visualisierung an Ihren persönlichen Kraftplatz versetzen, können Sie Ihre Übung noch um einen Schritt erweitern. Stellen Sie sich vor, dass dieser Ort Ihnen auf die gleiche Weise Ruhe, Stärke, Trost und Inspiration schenkt wie sonst auch, wenn Sie tatsächlich dort sind. Spüren Sie, wie die Energie dieses Platzes in Ihren Körper hineinströmt. Lassen Sie die Erfahrung intensiv werden. Verbinden Sie sich mit Ihrem Kraftort, und genießen Sie auch von zu Hause aus seine starke Ausstrahlung und Wirkung.

Froh bin ich, wieder einmal
in Gebüschen, Wäldern,
unter Bäumen, Kräutern,
Felsen wandeln zu können,
kein Mensch kann das Land
so lieben wie ich.
Geben doch Wälder, Bäume,
Felsen den Widerhall,
den der Mensch wünscht.

Ludwig van Beethoven

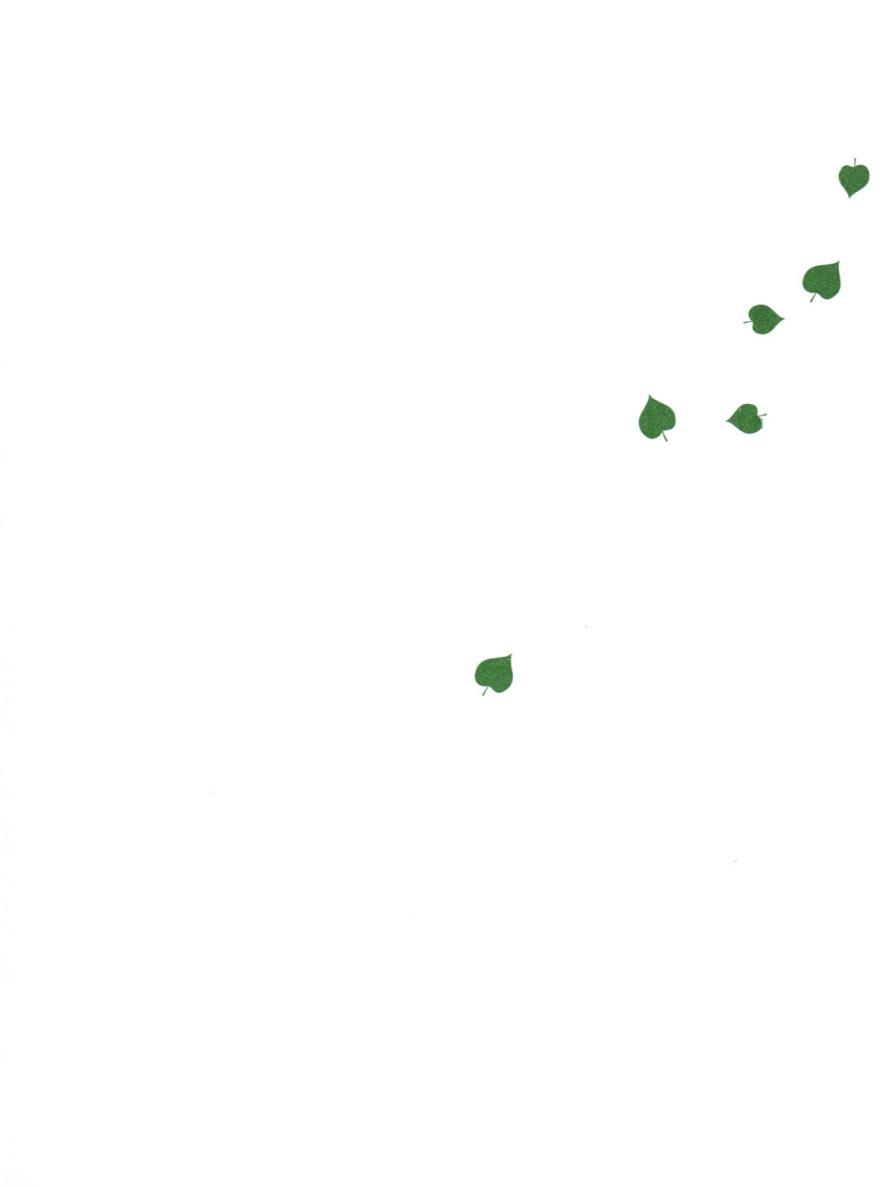

Die Linde –
Baum der Liebe

Die Linde lässt sich gut an ihren typischen herzförmigen Blättern erkennen. Sie kann über 1000 Jahre alt werden und einen beeindruckenden, mehrere Meter breiten Stamm mit starken Hauptästen entwickeln, der im Vergleich mit manch anderem Baum kurz und gedrungen wirkt. Die Sommerlinde wird bis zu 40 Meter hoch, die Winterlinde erreicht dagegen nur eine Höhe von bis zu 30 Metern. Mit ihren zahlreichen süß duftenden Blüten bieten Linden den Bienen eine willkommene, üppige Sommerweide. Sie wirken überaus wohlwollend und freundlich und fördern innere Stärke sowie körperliche Entspannung.

Mit ihrem ausladenden Blätterdach spendet dieser Baum im Sommer auf unzähligen Dorfplätzen und in Biergärten erholsamen Schatten. Er gilt als Schutz- und Familienbaum und steht zudem für Bescheidenheit, Gemeinschaft, Gerechtigkeit, Sehnsucht, Liebe und Heimat. In früheren Jahrhunderten fanden vor allem im Mai zahlreiche Tanzfeste unter Linden statt. Eine Tradition, die auch heute noch fortbesteht. Es liegt nahe, dass die Linde der Baum der Liebe ist, um den sich seit jeher zahlreiche Geschichten von Liebenden ranken. Dazu passt die Symbolik ihrer herzförmigen Blätter geradezu perfekt.

Schon die Germanen beteten in der Linde die Liebes- und Glücksgöttin Freya an. Viele dieser heidnischen Freyalinden wurden im Christentum später mithilfe eines Kreuzes oder einer Marienfigur zu Marienlinden umgewandelt und behielten so ihren Status als Baumheiligtümer.

Lindenblütentee bei Erkältung

Die Linde blüht von Juni bis Juli. Ein aus ihren Blüten zubereiteter Tee ist aufgrund der schleim- und reizlösenden sowie fiebersenkenden Wirkung ein altes Hausmittel bei Erkältungskrankheiten.

Zubereitung: Man übergießt zwei Teelöffel Lindenblüten mit einer Tasse kochendem Wasser und lässt den Tee circa zehn Minuten lang ziehen. Danach süßt man nach Belieben mit etwas Honig.

Siegfried und das Lindenblatt

Viele Gedichte, Legenden und Sagen erzählen von Ereignissen rund um diesen Baum. So legte sich etwa ein Lindenblatt zwischen Siegfrieds Schulterblätter, als er im Blut des getöteten Drachen badete, und machte ihn an dieser Stelle fatalerweise verwundbar. Denn genau hier versetzte Hagen ihm der Sage zufolge letztlich den tödlichen Lanzenstoß.

Im Wandel
der Jahreszeiten

Im Wald erleben wir einen immerwährenden Zyklus. Er ist geprägt vom ständigen Werden und Vergehen – vom neuen Wachstum und Leben im Frühling und der üppigen Fülle im Sommer, von der Zeit der Reife und Ernte im Herbst bis hin zur Stille und Zurückgezogenheit der Natur im Winter.

Jede Jahreszeit hat ihre besondere Qualität und ihre eigenen Stimmungen, die wir im Wald besonders intensiv wahrnehmen können. Im folgenden Abschnitt finden Sie Anregungen für einige Übungen, die speziell auf die verschiedenen Phasen im Jahr abgestimmt sind. Auch bestimmte Lebensthemen wie etwa Erneuerung, Wachstum, Veränderung oder Rückzug haben häufig ihre eigene Zeit. Lassen Sie sich beim Waldbaden immer wieder aufs Neue inspirieren, und leben Sie bewusst im Wandel des Jahreskreislaufs.

Frühling – Inspiration und Erneuerung

Frühling, das bedeutet Neuanfang, Wachstum, Frische, neues Leben und Erwachen. Wir verbinden damit Zuversicht, Hoffnung, Freude, Kreativität und Inspiration. Es ist eine Zeit, in der unsere Lebensgeister geweckt werden und wir gerne voller Tatendrang spannende Projekte in Angriff nehmen. Diese Jahreszeit bietet besondere Impulse für Veränderung und Neuorientierung. Die jugendliche, treibende Kraft des Frühlings weckt auch unsere Emotionen – manchmal in einem solchen Maße, dass sie sich geradezu überschlagen. Wir sollten ihnen den nötigen Raum geben. Soll das Herz sich doch von all der grünen Erneuerung ruhig mitreißen lassen. Sollen die Emotionen doch Purzelbäume schlagen und fröhlich aus uns herausbrechen. Der Winterschlaf hat lange genug gedauert. Nun werden die Tage wieder länger, das Leben will nicht länger warten und bricht sich seine Bahn.

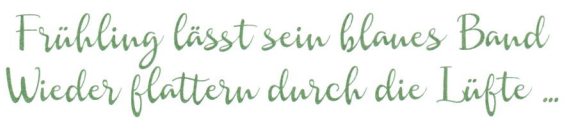

Frühling lässt sein blaues Band
Wieder flattern durch die Lüfte …

Eduard Mörike

Der magische Stein

Mit dem folgenden einfachen, aber wirksamen Ritual können Sie Altes loslassen und emotionalen Ballast abwerfen, um sich gestärkt und mit einem frischen Geist auf neue Ziele und Projekte auszurichten.

Suchen Sie sich einen Stein, der Ihnen gefällt und den Sie gut in der Hand halten können. Stellen oder setzen Sie sich bequem hin, und atmen Sie ein paarmal tief und entspannt ein und aus.

Spüren Sie den Stein in Ihrer Hand, und machen Sie sich mit offenen oder geschlossenen Augen bewusst, dass er bereits seit sehr langer Zeit hier auf der Erde ist. Er war unendlich vielen Einflüssen und Veränderungen unterworfen, die ihm seine aktuelle Gestalt gegeben haben, und er hat all das überdauert.

Stellen Sie sich nun vor, dass dieser uralte Stein all den Ballast aufnimmt, den Sie loswerden möchten. Lassen Sie alles Negative, Belastende, alte Verletzungen, Kummer und Sorgen in den Stein hineinströmen. Spüren Sie die Emotionen, die mit diesen Belastungen verknüpft sind. Vielleicht sind es Ängste, Trauer, Verzweiflung oder auch Wut. Lösen Sie sich dann innerlich davon, und geben Sie all diese Dinge aktiv ab.

Wenn Sie so weit sind, vergraben Sie den Stein in der Nähe eines alten Baums. Dort wird alles gut von der Erde aufgenommen und aufgelöst.

Atmen Sie anschließend in bequemer Haltung mindestens drei Mal tief durch. Mit jeder Einatmung stellen Sie sich vor, dass Zuversicht und Energie gemeinsam mit dem Luftstrom in Sie hineinfließen. Atmen Sie zum Abschluss der Übung ein weiteres Mal ein, und lächeln Sie.

Nun, da Sie einigen Ballast losgeworden sind, können Sie anstehende Projekte mit einer neuen Leichtigkeit und Unbeschwertheit in Angriff nehmen. Lassen Sie sich dabei von der frischen, erneuernden Kraft des Frühlings anstecken.

Übungsvariante

Sie können Ihren Stein statt zu einem Baum auch an einen anderen Ort bringen, der Ihnen passend erscheint. So ist zum Beispiel ein Fluss ebenfalls gut dafür geeignet, den Stein aufzunehmen. Stellen Sie sich vor, wie das Wasser den Ballast aus dem Stein herauslöst und immer weiter fortträgt – bis zum Meer.

Reinigungsritual für Mutige

Begeben Sie sich am besten an einem freundlichen, warmen Frühlingstag nach einem knackigen Spaziergang durch den Wald, bei dem Sie sich ordentlich aufgewärmt haben, zu einem Fluss oder Waldsee. Überlegen Sie, welche Dinge Sie innerlich ablegen möchten. Egal ob es sich um alte Gewohnheiten handelt oder wie in der letzten Übung um Sorgen und Belastungen. Während Sie Ihre Kleidung ablegen, stellen Sie sich vor, dass Sie auch all diese Dinge ablegen. Tauchen Sie dann beherzt in das frische Wasser des Flusses oder Sees ein, und steigen Sie wie neugeboren wieder heraus. Dieses kurze Eintauchen ins kalte Wasser hat eine besonders klärende Wirkung. Danach rasch abtrocknen und ein kleines Stück joggen oder zügig gehen, um den Kreislauf weiter in Schwung zu bringen und nicht auszukühlen.

Hinweis: Diese Übung ist für Menschen mit einem guten Kreislauf und gesundem Herzen geeignet. Sprechen Sie gegebenenfalls vorher mit Ihrem Arzt darüber.

Sommer – die Fülle erleben

Die Jahreszeit des Sommers steht im Zeichen der Fülle und des prallen Lebens. Alles blüht und gedeiht üppig. Es ist die Zeit des Lichts und der Wärme, der Freiheit und Erfüllung sowie des Herzens. Es geht um Genuss und Sich-Ausleben, um die Verwirklichung des eigenen Potenzials, des einen oder anderen lang gehegten Traums. In der Leichtigkeit des Sommers spüren wir unsere Lust auf Draußensein, lange laue Nächte, Sinnlichkeit und Unbeschwertheit.

Gerade an heißen Hochsommertagen bietet der Wald durch den Schatten und die Verdunstungskälte der Bäume eine angenehme Kühle. Also raus aus der staubigen Hitze der Stadt und rein in den wohltuenden Sommerwald.

Für alle Übungen aus dem Kapitel »Sinnesrausch« (siehe Seite 72) ist der Sommer perfekt geeignet. Vergessen Sie vor allem nicht, die Gelegenheit zum Barfußgehen in dieser warmen Jahreszeit zu nutzen (siehe auch Seite 78).

Lichtmeditation

Durch diese Übung laden Sie sich mit Lichtenergie auf und stellen darüber hinaus eine tiefe Verbindung zu Ihrem Herzen her. Suchen Sie sich, wie üblich, einen schönen Platz im Wald, wenden Sie sich der Sonne zu, und setzen oder legen Sie sich bequem hin. Atmen Sie nun mit geschlossenen Augen tief und entspannt durch die Nase ein und durch den Mund aus. Entspannen Sie Ihren Nacken und Ihre Schultern.

Stellen Sie sich nun bei der nächsten Einatmung vor, dass Sie nicht nur die frische Waldluft, sondern auch das Sonnenlicht einatmen. Senden Sie das Licht tief in Ihren Körper hinein und direkt zu Ihrem Herzen. Beobachten Sie, wie Ihr Herz augenblicklich von dem strahlenden Sonnenlicht erfüllt wird. Spüren Sie Ihre Verbindung zu Ihrem Herzen, und atmen Sie dann entspannt wieder aus. Wiederholen Sie das Ganze ein paarmal. Mit jeder Einatmung senden Sie eine neue Ladung Sonnenlicht in Ihr Herz. Nehmen Sie wahr, wie gut es ihm tut, vom Licht durchdrungen zu werden. Spüren Sie, wie sehr das Licht Sie mit jedem Atemzug positiv auflädt.

Atmen Sie ein paar Minuten auf diese Weise weiter, und schließen Sie die Übung dann mit einer langsamen Ausatmung ab.

Herbst – im Rausch der Farben

Wenn die Blätter der Bäume in den buntesten Farben leuchten, die Sonne tiefer steht und die ersten kalten Nächte vom Ende des Sommers erzählen, findet erneut eine große Transformation statt. Die Natur bereitet sich allmählich auf den Winter vor. Während noch die letzten Felder abgeerntet werden, lassen die Bäume ihre ersten Blätter fallen. Es ist eine Zeit der Reife und Ernte, des persönlichen Wachstums und des Geistes, die uns dazu inspiriert, auf das zurückzublicken, was wir erreicht haben, aber auch versöhnlich mit manchen Dingen ins Reine zu kommen. Was haben wir in diesem Jahr gesät, und wie fällt unsere Ernte aus?

Im Wald finden wir nun reife Früchte, Zapfen von Nadelbäumen, Kastanien und Pilze. Munter können wir durch dichtes, raschelndes Laub stapfen und uns an den leuchtenden Farben des Herbstes berauschen.
Diese Jahreszeit der Transformation bietet uns die Möglichkeit, Veränderungen bewusst willkommen zu heißen.

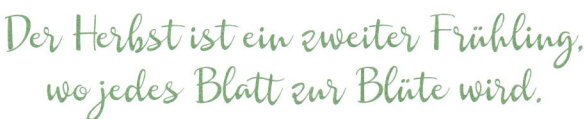

*Der Herbst ist ein zweiter Frühling,
wo jedes Blatt zur Blüte wird.*

Albert Camus

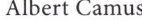

Leben ist Veränderung

Achten Sie bei Ihren Waldspaziergängen intensiv auf all die Veränderungsprozesse, die sich in der Natur abspielen. Betrachten Sie die welkenden Gräser, Blüten und Blätter, und beobachten Sie die fleißigen Eichhörnchen und Eichelhäher, die Vorräte für den Winter anlegen. Viele Vögel versammeln sich nun, um in Schwärmen zu ihrem großen Vogelzug in wärmere Gefilde aufzubrechen.

Welche Dinge fallen Ihnen auf? Welche Veränderungen erkennen Sie? Welche speziellen Herbstdüfte und welche neuen Geräusche nehmen Sie wahr? Richten Sie Ihre Aufmerksamkeit auf alles, was sich in dieser Jahreszeit im Wandel befindet. Entwickeln Sie eine feine Achtsamkeit für den fortwährenden Kreislauf des Lebens.

Während Sie sich so in diesem sich transformierenden Waldkosmos bewegen, fragen Sie sich, wie Sie mit Veränderungen umgehen. Heißen Sie diese in Ihrem persönlichen Leben willkommen?

Winter – Zeit der Stille

Der stille Winter markiert das Ende der Reise durch das Jahr. Er ist geprägt von den Themen innere Ruhe und Dankbarkeit, aber auch von Aspekten wie Vergänglichkeit und Tod. Es ist eine Zeit für die Seele, für Gespräche, Kontemplation und die Rückbesinnung auf uns selbst. In dieser Phase geht es darum, herunterzufahren, Kraft für Neues zu sammeln und uns – so wie die Natur, die sich im Winterschlaf befindet – auf den Frühling vorzubereiten.

In dieser Jahreszeit steht auch der Wald in sich zurückgezogen da. Es scheint, als würde er innehalten und auf das wiederkehrende, frische Grün warten. Lassen Sie sich von ihm zu einer beseelten inneren Ruhe inspirieren. Genießen Sie diese Phase, in der die Uhren etwas langsamer zu gehen scheinen. Das nächste Frühjahr mit seiner schnelleren Taktung und all dem bunten, energievollen Treiben kommt bestimmt.

Saunafreuden

Der Winter ist die perfekte Zeit, um in die Sauna zu gehen und dabei die Abwehrkräfte und die Gesundheit insgesamt zu fördern. Dies ist außerdem eine schöne Gelegenheit, um sich mit Waldelementen zu verbinden. Gönnen Sie sich Aufgüsse mit herrlichen Waldaromen, atmen Sie den würzigen Holzduft – einzigartig ist dieser zum Beispiel in einer Zirbenholzsauna –, erleben Sie den Wechsel zwischen den heißen Temperaturen und der Kühle beim Frischluftatmen oder beim Abfrischen unter einem kalten Wasserschwall, im Tauchbecken oder – noch schöner – in einem angrenzenden See. Auch sehr prickelnd: ein kurzer Barfußlauf durch frischen Pulverschnee. Körper und Seele kommen beim Saunieren in eine äußerst wohlige Tiefenentspannung. Wellnessen Sie also nach Herzenslust, und verwöhnen Sie sich.

Diese Saunafreuden lassen sich ideal mit einem Waldspaziergang verbinden. Kosten Sie das Draußensein in der Natur aus, egal, ob die Sonne scheint oder ob es schneit. Was gibt es Schöneres, als munter durch den Winterwald zu laufen, die knackige Kälte zu spüren und sich anschließend in einer Wellnessoase wieder aufzuwärmen?

Dankbarkeit fördern

Ich möchte Sie dazu einladen, Ihre Gedanken bei einer Winterwanderung durch einen verschneiten Zauberwald auf Dinge auszurichten, für die Sie dankbar sind. Denken Sie in dieser märchenhaften Umgebung an das vergangene Jahr mit all den besonderen Momenten, die Sie erleben durften. An welche schönen Ereignisse erinnern Sie sich? An welche kleinen oder großen Momente des Glücks, der Freude, des Erfolgs, der Erfüllung? Hatten Sie vielleicht gemeinsam mit anderen Menschen besondere gemeinsame Erlebnisse? Konnten Sie sich mit anderen austauschen, mit ihnen lachen? War jemand für Sie da, hat er Ihnen vielleicht in einem Moment zugehört, der für Sie wichtig war? Möglicherweise erinnern Sie sich auch an Situationen, in denen Sie für jemanden da sein konnten, jemandem ein offenes Ohr geschenkt haben, und sind dankbar für das Vertrauen, das er Ihnen entgegengebracht hat, und die tiefe Verbindung zu diesem Menschen. Lassen Sie das Jahr Revue passieren, während Sie durch den Schnee stapfen. Und lassen Sie sich von dem Gefühl stiller Dankbarkeit erfüllen. Auf diese Weise fördern Sie innere Gelassenheit sowie eine tiefe Zufriedenheit.

Winterimpression

Der erste Schnee im Wald. An diesem grauen Morgen schweben große Schneeflocken in einem munteren, wirbelnden Tanz herab. Ich blicke nach oben. Die Äste und Zweige großer Buchen sind weiß bepudert. Dazwischen hängen ein paar welke, braune Blätter, die nicht von den Herbststürmen heruntergefegt worden sind. Ein paar Schneeflocken landen federleicht auf meinem Gesicht. Ich konzentriere mich auf diese kleinen Eispunkte und spüre, wie sie langsam schmelzen und kleine Tropfen bilden, während weitere Flocken wie in einem wilden Rausch herabtrudeln. Mit ausgestreckter Zunge versuche ich, ein paar von ihnen zu fangen. Einen flüchtigen Moment lang hinterlassen sie einen kühlen Hauch in meinem Mund – kaum spürbar. Ich blinzle noch eine Weile in das flauschige Gewirr der tanzenden Flocken hinauf, bis sie meine Wimpern benetzen und mir den Blick verschleiern.

Dann setze ich meinen Weg fort. Meine Winterstiefel hinterlassen die ersten Fußspuren auf dem kleinen verschneiten, geschlängelten Pfad. Offenbar war noch niemand vor mir hier. Unberührte Waldwelt. Langsam stapfe ich vorwärts. Bei jedem Schritt knirscht der Schnee unter meinen Füßen. Es ist ein eigentümliches Geräusch.

So vertraut und bei genauem Hinhören doch so fremd. Faszinierend, dass die zarten Schneeflocken sich in der Masse so verdichten und unter jedem meiner Schritte schließlich einen Widerstand bieten, nachdem ich ein Stück eingesunken bin. Großartiges Element!

Ein fast kindliches Gefühl entzückter Winterfreude steigt in mir auf. In diesem Moment ist alles neu, beinahe so, als würde ich den Schneezauber zum ersten Mal erleben. Als ich erneut stehen bleibe, höre ich meinen Atem und beobachte den Hauch, der sich bei jeder Ausatmung in der kalten Luft bildet. Der herabfallende Schnee scheint jedes weitere Geräusch zu verschlucken. Nicht einmal das Knacken von Ästen ist zu vernehmen. Es herrscht eine große, tiefe Stille. Die Bäume verharren stoisch unter dem weißen Puder, der ihre Äste bedeckt. Ob sie bereits vom nächsten Frühling träumen?

Die Tanne –
von edler Gestalt

Tannen werden bis zu 70 Meter hoch und können ein stolzes Alter von 600 Jahren erreichen. Ihre Wurzeln dringen mehrere Meter in die Tiefe vor und erreichen dort wasserführende Bereiche im Boden, sodass sie selbst niederschlagsarme Phasen gut überstehen können. Auch die Beschaffenheit ihrer Nadeln sorgt dafür, dass Tannen in trockenen Gebieten überleben. Eine zu große Wasserverdunstung wird verhindert, da sie von einer Wachsschicht umgeben sind und nur sehr schmale Spalt-öffnungen haben.

Anders als bei der Fichte sitzen die Tannennadeln mit ihrem breiten Fuß direkt auf den Zweigen. Bei der Fichte verbinden dagegen kleine Stiele die Zweige mit den Nadeln. Ein weiteres Unterscheidungsmerkmal sind die Zapfen. Sie wachsen bei der Tanne nur auf den oberen Zweigen und stehen stets aufrecht. Später fallen die einzelnen Schuppen herab, während der restliche Zapfen am Baum hängen bleibt. Daher findet man am Boden auch keine »Tannen-zapfen«. Bei der Fichte hängen die Zapfen dagegen nach der Befruchtung nach unten und werden schließlich, nachdem die Samen herausgefallen sind, ganz abgeworfen.

Baum des Lebens

In der Mythologie gilt die Tanne als Baum des Lebens und des Lichts. Sie steht für Unsterblichkeit, ewiges Leben, Erneuerung und Wiedergeburt und vermittelt zudem Ruhe, Stärke und Hoffnung. In der westlichen Kultur ist sie als Weihnachtsbaum kaum mehr wegzudenken.

Heilwirkungen

Die Tanne ist wundheilend, reinigend und hat eine heilende Wirkung auf die Atemwege. Zudem wird sie bei Rheuma, Nervosität, Schlaflosigkeit und Durchblutungsstörungen eingesetzt.

Hürden überwinden

Manchmal scheitern wir in unserem Leben bereits an vermeintlich kleinen Hürden. So schaffen wir es manchmal nicht, selbst so etwas Einfaches wie einen Waldspaziergang zu machen, weil wir uns letztlich zu wenig darauf ausrichten. Vielleicht stellen Sie fest, dass Sie doch immer wieder Kompromisse machen und Ihren Ausflug in den Wald aufschieben, obwohl Sie wissen, wie gut er Ihnen tun würde. Oder Sie können sich aus irgendwelchen Gründen einfach nicht dazu aufraffen – etwa weil das Wetter schlecht ist, Sie gerade so gemütlich auf der Couch sitzen und die Hürde, aus dem Haus zu gehen, Ihnen bereits zu groß erscheint.

Überlisten Sie sich in diesem Fall mit einem simplen Trick: Verabreden Sie sich mit einem Freund, mit einer Freundin oder auch mit mehreren Leuten zum Waldbaden. Es ist so einfach! Wenn wir etwas »nur« für uns selbst planen, finden wir schnell tausend Ausreden, es doch nicht zu tun, oder geben anderen Dingen eine größere Wichtigkeit. Verabreden wir uns aber mit anderen, ist unsere Motivation automatisch größer, und wir nehmen diesen Termin ernst. Unsere kleinen inneren Blockaden und viele äußere Hindernisse, von denen wir uns sonst ablenken lassen würden, kommen uns bei Weitem nicht mehr so schnell in die Quere. Und die Folge ist: Es gelingt uns viel leichter und regelmäßiger, in den Wald zu gehen und dort aufzutanken. Außerdem macht es den meisten Menschen mehr Spaß, mit anderen unterwegs zu sein. Beim gemeinsamen Waldaufenthalt können wir den Kontakt zu Freunden und Bekannten pflegen, mit ihnen zusammen die Natur genießen und uns zudem nach Belieben über unsere Erfahrungen austauschen. Nutzen Sie diese Motivationsstütze, und ziehen Sie gemeinsam mit anderen los.

Auch eine Kombination aus einem beschwingten Spaziergang, bei dem Sie sich angeregt und fröhlich unterhalten, und kontemplativen Phasen, in denen Sie zusammen die eine oder andere Achtsamkeitsübung in Ruhe durchführen, ist natürlich möglich.

Eine weitere Variante besteht darin, sich für eine Weile zu trennen. Vereinbaren Sie in diesem Fall eine Zeit, zu der Sie sich an einem bestimmten Treffpunkt wieder einfinden. Sie müssen sich dabei nicht unbedingt weit voneinander entfernen. Es spricht nichts dagegen, in Sicht- oder Hörweite zu bleiben, solange Sie ungestört sind. Kosten Sie die Zeit alleine aus, machen Sie ein paar Übungen, die Ihnen in diesem Moment am meisten zusagen, oder nehmen Sie einfach mit allen Sinnen Ihre Umgebung wahr. Setzen Sie anschließend

Ihren Spaziergang mit Ihrer Begleitung beziehungsweise mit der Gruppe fort.

Probieren Sie aus, was für Sie selbst am stimmigsten ist und auf welche Weise Sie tatsächlich in den Genuss des Waldbadens kommen. Falls Sie lieber alleine losziehen möchten – kein Problem, sofern Sie sich sicher und wohl dabei fühlen. Entscheidend ist, dieses Buch nicht nur zu lesen, sondern wirklich hinauszugehen und das Waldbaden zu erleben – egal ob alleine, zu zweit oder mit einer Gruppe.

Ich wünsche Ihnen viel Freude und Erfüllung dabei.

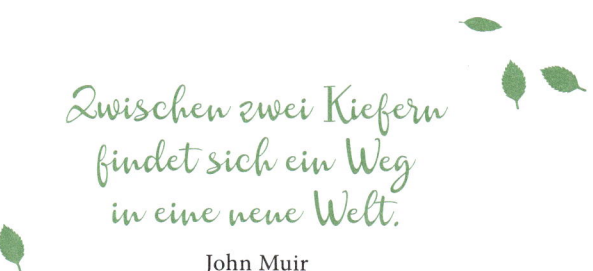

Zwischen zwei Kiefern findet sich ein Weg in eine neue Welt.

John Muir

Quellenverzeichnis

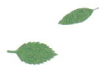

[1] Quelle: Weltbank
www.factfish.com/de/statistik/
stadtbev%C3%B6lkerung%20von%20gesamt

[2] Diese Ergebnisse sind nachzulesen im Artikel von
Li Qing »Effects of forest bathing trips on human
immune function« in Environmental Health and
Preventive Medicine (2010), Vol 15, Issue 1, S. 9–17.
doi.org/10.1007/s12199-008-0068-3

[3] Die Kommunikation von Bäumen mittels Duftstoffen
beschreibt unter anderen der deutsche Förster und
Autor Peter Wohlleben sehr schön in seinem Buch
*Das geheime Leben der Bäume. Was sie fühlen, wie sie
kommunizieren – die Entdeckung einer verborgenen
Welt.* Ludwig Verlag, München 2015

[4] Quelle ebenfalls: Li Qing »Effects of forest bathing
trips on human immune function«

[5] Quelle: Kathrin Neubauer. »Warum Waldspaziergänge so gesund sind«. Spiegel online 10.2.2014
www.spiegel.de/gesundheit/psychologie/
waldspaziergaenge-warum-sie-fuer-koerper-und-geist-gesund-sind-a-952492.html

[6] Quelle: Bum Jin Park, Effect of the forest environment on Physiological Relexation, Nova Biomedical Verlag

[7] Quelle: Kathrin Neubauer. »Warum Waldspaziergänge so gesund sind«. Spiegel online 10.2.2014

[8] Quelle: Park BJ, Tsunetsugu Y, Kasetani T, Kagawa T, Miyazaki Y. »The physiological effects of Shinrin-yoku (taking in the forest atmosphere or forest bathing): evidence from field experiments in 24 forests across Japan.« In Environ Health Prev Med. 2010 Jan;15(1):18-26.
www.ncbi.nlm.nih.gov/pmc/articles/PMC2793346/?_
escaped_fragment_=po=19.4444

[9] Quelle: Omid Kardan et al. »Neighbourhood green-space and health in a large urban center«. *Scientific Reports 5*, Article number: 11610
www.nature.com/articles/srep11610

Eine informative Seite der Society of Forest Medicine within the Japanese Society for Hygiene – mit zahlreichen Hinweisen zu Veröffentlichungen rund um das Thema Waldbaden und Waldmedizin ist unter dem folgenden Link zu finden:
www.forest-medicine.com

Einen weiteren ausführlichen Überblick bietet der Artikel von:
Margaret M. Hansen, Reo Jones and Kirsten Tocchini. Shinrin-Yoku (Forest Bathing) and Nature Therapy: A State-of-the-Art Review.
International Journal of Environmental Research and Public Health 2017, 14(8), 851;
www.mdpi.com/1660-4601/14/8/851/htm

Weitere Literaturempfehlungen

Clemens G. Arvay:
Der Biophilia Effekt.
Heilung aus dem Wald.
Ullstein, Berlin 2016

Susanne Fischer-Rizzi:
Blätter von Bäumen.
Heilkraft und Mythos einheimischer Bäume.
AT Verlag, Baden und München 2007

Steffen Guido Fleischhauer, Jürgen Guthmann,
Roland Spiegelberger:
Enzyklopädie Essbare Wildpflanzen.
2000 Pflanzen Mitteleuropas. Bestimmung, Sammeltipps,
Inhaltsstoffe, Heilwirkung, Verwendung in der Küche.
AT Verlag, Aarau und München 2013

Hermann Hesse:
Bäume. Betrachtungen und Gedichte.
Mit Fotografien von Imme Techentin.
Insel Verlag, Frankfurt am Main 1984

Jon Kabat-Zinn:
Im Alltag Ruhe finden.
Meditationen für ein gelassenes Leben.
Knaur MensSana, München 2015

Dennis Lewis:
Das Tao des Atmens.
Ariston, München 1997

Fabrice Midal:
Der frühe Wurm kann mich mal.
dtv Verlagsgesellschaft, München 2018

Annekatrin Puhle, Jürgen Trott-Tschepe:
Heilpflanzen für die Gesundheit.
333 Pflanzen – neues und überliefertes Heilwissen,
Pflanzenheilkunde, Homöopathie und Aromakunde.
Kosmos, Stuttgart 2015

Thich Nhat Hanh:
Das Glück, einen Baum zu umarmen.
Geschichten von der Kunst des achtsamen Lebens.
Goldmann, München 1997

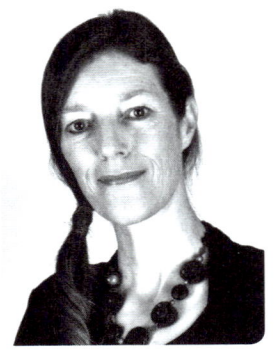

© privat

Bettina Lemke ist Autorin, Herausgeberin, Lektorin und Übersetzerin. Seit vielen Jahren beschäftigt sie sich mit östlichen Weisheitslehren und schrieb erfolgreiche Bücher wie »Der kleine Taschenbuddhist« und »Ikigai. Den Sinn des Lebens im Alltag finden«. Bettina Lemke lebt im Süden Münchens und verbringt regelmäßig Auszeiten im Bayerischen Wald und in Irland.

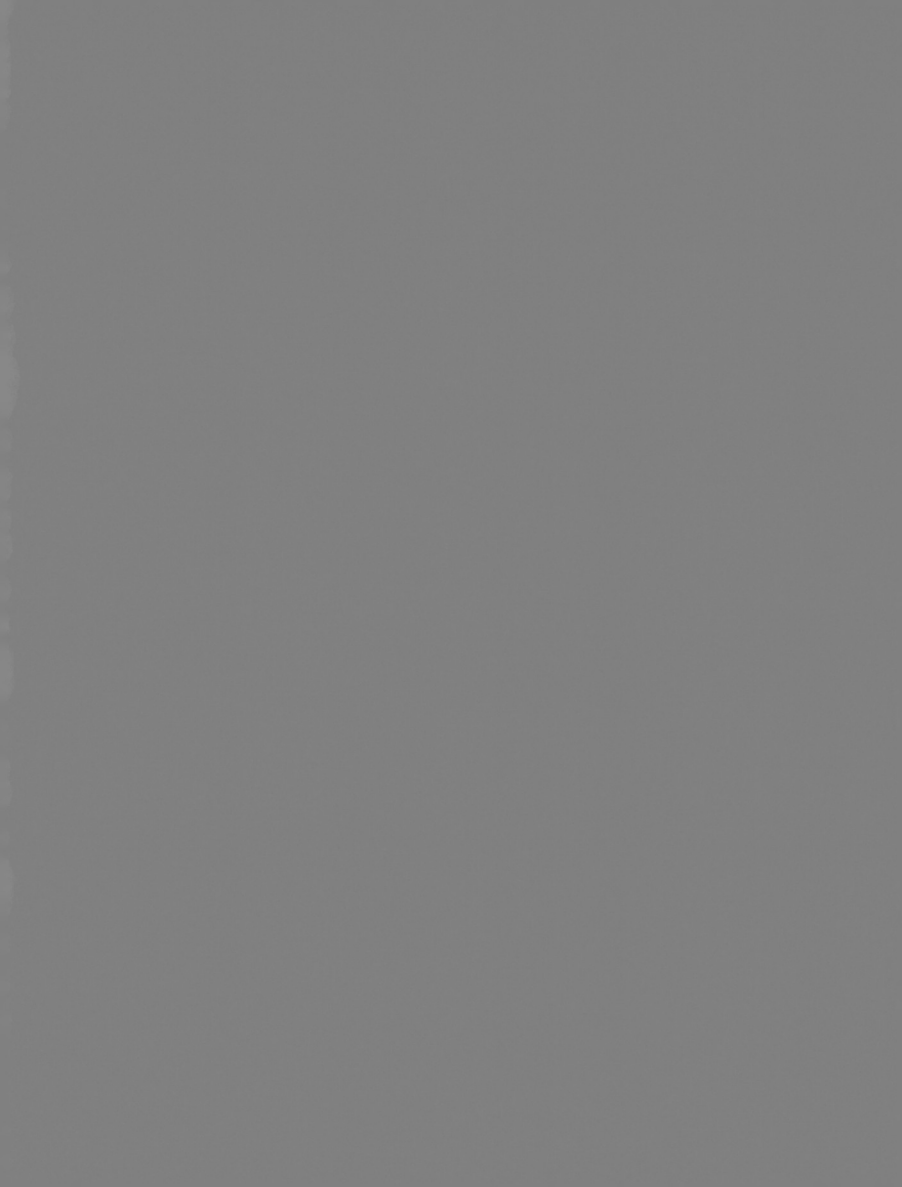